高 等 医 药 院 校 教 材

中 医 基 础 理 论

（供中医、针灸专业用）

主　　编　印会河

副主编　张伯讷

编　　委　张珍玉　张新春

　　　　　孟宪民

协　　编　刘燕池　钱承辉

上海科学技术出版社

图书在版编目（CIP）数据

中医基础理论 / 印会河主编. -- 上海 ： 上海科学
技术出版社，1984.05（2025.1重印）

高等医药院校教材. 供中医、针灸专业用
ISBN 978-7-5323-0484-4

Ⅰ. ①中… Ⅱ. ①印… Ⅲ. ①中医医学基础－医学院
校－教材 Ⅳ. ①R22

中国版本图书馆CIP数据核字（2007）第015560号

中医基础理论

主编　印会河

上海世纪出版（集团）有限公司
上海科学技术出版社 出版、发行
（上海市闵行区号景路 159 弄 A 座 9F‐10F）
邮政编码 201101　　www.sstp.cn
上海中华印刷有限公司印刷
开本 787×1092　1/16　印张 9.75
字数 229 千字
1984 年 5 月第 1 版　2025 年 1 月第 78 次印刷
ISBN 978‐7‐5323‐0484‐4/R·123
定价：25.00 元

前　　言

　　由国家组织编写并审定的高等中医院校教材从初版迄今已历二十余年。其间曾进行了几次修改再版，对系统整理中医药理论、稳定教学秩序和提高中医教学质量起到了很好的作用。但随着中医药学的不断发展，原有教材已不能满足并适应当前教学、临床、科研工作的需要。

　　为了提高教材质量，促进高等中医药教育事业的发展，卫生部于一九八二年十月在南京召开了全国高等中医院校中医药教材编审会议。首次成立了全国高等中医药教材编审委员会，组成32门学科教材编审小组。根据新修订的中医、中药、针灸各专业的教学计划修订了各科教学大纲。各学科编审小组根据新的教学大纲要求，认真地进行了新教材的编写。在各门教材的编写过程中，贯彻了一九八二年四月卫生部在衡阳召开的"全国中医医院和高等中医教育工作会议"的精神，汲取了前几版教材的长处，综合了各地中医院校教学人员的意见；力求使这套新教材保持中医理论的科学性、系统性和完整性；坚持理论联系实际的原则；正确处理继承和发扬的关系；在教材内容的深、广度方面，都从本课程的性质、任务出发，注意符合教学的实际需要和具有与本门学科发展相适应的科学水平；对本学科的基础理论、基本知识和基本技能进行了较全面的阐述；同时又尽量减少了各学科间教材内容不必要的重复和某些脱节。通过全体编写人员的努力和全国中医院校的支持，新教材已陆续编写完毕。

　　本套教材计有医古文、中国医学史、中医基础理论、中医诊断学、中药学、方剂学、内经讲义、伤寒论讲义、金匮要略讲义、温病学、中医各家学说、中医内科学、中医外科学、中医儿科学、中医妇科学、中医眼科学、中医耳鼻喉科学、中医伤科学、针灸学、经络学、俞穴学、刺灸学、针灸治疗学、针灸医籍选、各家针灸学说、推拿学、药用植物学、中药鉴定学、中药炮制学、中药药剂学、中药化学、中药药理学三十二门。其中除少数教材是初次编写外，多数是在原教材，特别是在二版教材的基础上充实、修改而编写成的。所以这套新教材也包含着前几版教材编写者的劳动成果在内。

　　教材是培养社会主义专门人才和传授知识的重要工具，教材质量的高低直接影响到人才的培养。要提高教材的质量，必须不断地予以锤炼和修改。本套教材不可避免地还存在着一些不足之处，因而殷切地希望各地中医药教学人员和广大读者在使用中进行检验并提出宝贵意见，为进一步修订作准备，使之成为科学性更强、教学效果更好的高等中医药教学用书，以期更好地适应我国社会主义四化建设和中医事业发展的需要。

全国高等中医药教材编审委员会

一九八三年十二月

编 写 说 明

中医基础理论,是研究和阐释中医学的基础理论和基本知识的一门学科。它的内容包括阴阳五行、藏象、经络、气血津液、病因和病机等方面的基础理论和基本知识,是学习中医中药其他各门学科的基础,是学习和研究中医药学的一门必修的基础理论课程。

本教材是由卫生部高等中医药教材编审委员会组织编写和审定的,供全国高等医药院校中医、针灸专业使用。

本教材是在 1978 年上海科学技术出版社出版的《中医学基础》的基础上,根据全国高等中医院校的教学计划和教学大纲的要求,对《中医学基础》中有关基础理论部分进行充实、修订而成。鉴于原教材中的诊断学部分已另立新的学科,并编写了《中医诊断学》教材,故本教材更名为《中医基础理论》。

本教材共分七部分。1. 绪论;2. 阴阳五行,由李德新、孟宪民撰写;3. 藏象,由张珍玉、刘承才撰写;4. 气、血、津液,由张伯讷撰写;5. 经络,由钱承辉、张伯讷撰写;6. 病因与发病;8. 防治原则,由张新春撰写;7. 病机,由刘燕池、印会河撰写。

请各院校在使用过程中,不断总结经验,收集反映,提出宝贵意见,以利于进一步修订提高。

编　者
一九八三年八月

目　录

1 绪 论

中国医药学有数千年的历史,是中国人民长期同疾病作斗争的极为丰富的经验总结,是我国优秀文化的一个重要组成部分。在古代的唯物论和辩证法思想的影响和指导下,通过长期的医疗实践,它逐步形成并发展成为独特的医学理论体系,为中国人民的保健事业和中华民族的繁衍昌盛做出了巨大的贡献。

1·1 中医学理论体系的形成和发展

中医学是研究人体生理、病理,以及疾病的诊断和防治等的一门科学,它有独特的理论体系和丰富的临床经验。中医学的理论体系受到古代的唯物论和辩证法思想——阴阳五行学说的深刻影响,以整体观念为主导思想,以脏腑经络的生理和病理为基础,以辨证论治为诊疗特点的医学理论体系。

春秋战国时期,社会急剧变化,政治、经济、文化都有显著发展,学术思想也日趋活跃。在这种形势下,出现了我国现存的医学文献中最早的一部典籍——《黄帝内经》。《黄帝内经》总结了春秋战国以前的医疗成就和治疗经验,确立了中医学的独特的理论体系,成为中国医药学发展的基础。

《黄帝内经》系统地阐述了人体生理、病理,以及疾病的诊断、治疗和预防等问题,奠定了中医学的理论基础。其内容包括藏象、经络、病机、诊法、辨证、治则及针灸和汤液治疗等。它在阐述医学理论的同时,还对当时哲学领域的一系列重大问题,诸如阴阳、五行、气、天人关系、形神关系等进行了深入的探讨。它一方面用当代的先进哲学思想为指导,从而推动了医学科学的发展;另一方面又在医学科学发展的基础上,丰富和提高了哲学理论,把先秦以来的唯物主义哲学思想向前推进了一步。《黄帝内经》中许多内容已大大超越了当时的世界水平。在形态学方面,关于人体骨骼、血脉的长度、内脏器官的大小和容量等的记载,基本上是符合实际情况的,如食管与肠的比是 1:35,现代解剖是 1:37,两者非常接近。在血液循环方面,提出"心主身之血脉"(《素问·痿论》)的观点,认识到血液在脉管内是"流行不止,环周不休"(《素问·举痛论》)的。对动静脉也有一定的认识。以上这些认识比英国哈维氏在公元 1628 年(明崇祯元年)发现血液循环早一千多年。

《难经》是一部与《黄帝内经》相媲美的古典医籍,系秦越人所著,成书于汉之前,其内容十分丰富,包括生理、病理、诊断、治疗等各个方面,补充了《黄帝内经》的不足,与《黄帝内经》一样,成为后世指导临床实践的理论基础。

两汉时期,中国医药学有了显著的进步和发展,东汉末年,著名医学家张仲景(公元150~219 年)在《内经》、《难经》等理论基础上,进一步总结了前人的医学成就,结合自己的临床经验,写成了《伤寒杂病论》,即后世的《伤寒论》和《金匮要略》。《伤寒论》是中医学中成功地运用辨证论治的第一部专书,为辨证论治奠定了基础。《伤寒论》在《素问·热论》的基础上,确立了六经辨证论治的纲领,提出了六经(太阳、阳明、少阳、太阴、少阴、厥阴)的形证和分经辨证治疗的原则。

《金匮要略》以脏腑的病机理论进行证候分证,记载了 40 多种疾病,262 首方剂。它发展了《黄帝内经》的病因学说,提出:"千般疢难,不越三条,一者经络受邪,入脏腑,为内所因也;二者四肢九窍,血脉相传,壅塞不通,为外皮肤所中也;三者房室金刃虫兽所伤。"给后世三因学说以深刻的影响。

总之,《伤寒论》、《金匮要略》,以六经辨证、脏腑辨证的方法对外感疾病和内伤杂病进行论治,确立了辨证论治的理论体系,为临床医学的发展奠定了基础。

在《内经》、《伤寒杂病论》的基础上,历代医家都从不同角度发展了祖国医学理论。如隋代巢元方等编著的《诸病源候论》,是中医学第一部病因病机证候学专书;宋代陈无择的《三因极一病证方论》,在病因学方面提出了著名的"三因学说";宋代钱乙的《小儿药证直诀》又开创了脏腑证治的先河。金元时期,更出现了各具特色的医学流派,其中有代表性的是刘完素、张从正、李杲、朱丹溪,后人称为"金元四大家"。刘完素以火热立论,倡"六气皆从火化"、"五志过极皆能生火"之说,用药以寒凉为主,后世称他为寒凉派。他的学术观点给温病学说的形成以很大的启示。张从正认为病由邪生,"邪去则正安",攻邪祛病,以汗、吐、下为攻去病邪的三个主要方法,后世称他为攻下派。李杲提出了"内伤脾胃,百病由生"的论点,治疗以补益脾胃为主,后世称他为补土派。朱丹溪倡"相火论",谓"阳常有余,阴常不足",治病以滋阴降火为主,后世称他为养阴派。总之,刘、张、李、朱四家,其火热论、攻邪论、补土论、养阴论,立说不同,各有发明,各有创见,但都从不同角度丰富了中医药学的内容,促进了医学理论的发展。明代赵献可、张景岳等提出命门学说,为中医学的藏象学说增加了新的内容。

温病学是研究四时温病的发生、发展规律及其诊治方法的一门临床学科,是我国人民长期与外感热病作斗争的经验总结。温病学理论源于《内经》、《难经》、《伤寒杂病论》等书,经过汉以后历代医家的不断研究、补充和发展,逐步形成了一门独立的学科。明代吴又可在《温疫论》中提出,"温疫"的病原"非风非寒非暑非湿,乃天地间别有一种异气所成",其传染途径是从口鼻而入,不是从肌表而入。这对温病(特别是温疫)的病因学是个很大的发展。至清代,温病学的理论日趋完善,叶天士、吴鞠通等温病学家,创立了以卫气营血、三焦为核心的温病辨证论治理论和方法,从而使温病学在因、证、脉、治方面形成了完整的理论体系。

此外,如清代医学王清任重视解剖,著《医林改错》,改正古医书在人体解剖方面的错误,发展了瘀血致病的理论,对中医基础理论的发展也有一定的贡献。

新中国成立以后,中西医学工作者在整理研究历代医学文献的同时,运用现代科学方法研究中医基础理论,在经络与脏腑的实质的研究等方面,都有一定的进展。

1·2　中医学理论体系中的唯物辩证观

恩格斯在《自然辩证法》中指出:"不管自然科学家们采取什么样的态度,他们总还是在哲学的支配之下。"医药学和其它自然科学一样,总要受一定的世界观的支配和影响。由于中国医药学是在长期的医疗实践的基础上形成和发展的,在其形成过程中,又受着古代唯物论和辩证法思想的深刻影响,因而在它的理论体系中,始终贯穿着唯物辩证的观点。

1·2·1　唯物观

1·2·1·1　人禀天地之气而生　中医学认为世界是物质的,是阴阳二气相互作用的结果。故曰:"清阳为天,浊阴为地。"(《素问·阴阳应象大论》)气是运动着的物质实体,其细无内,其大无外。一切事物都是气运动的结果,故曰:"本乎天者,天之气也;本乎地者,地之气也。天地合气,六节分而万物化生矣。"(《素问·至真要大论》)"万物"当然包括人在内,"人生于地,悬命于天,天地合气,命之曰人"(《素问·宝命全形论》)。中医学把人看成是物质世界的一部分,肯定了生命的物质性。

"生命是整个自然的结果"(《自然辩证法》),是自然界发展到一定阶段的必然产物。天地是生命起源的基地;有了天地,然后"天覆地载,万物方生"(《素问·阴阳离合论》)。所以说:"天覆地载,万物悉备,莫贵于人。人以天地之气生,四时之法成。"(《素问·宝命全形论》)这种对生命的朴素的唯物主义认识,虽然不能也不可能像现代科学那样地解决生命起源问题,但在数千年前就有这样的认识,确是难能可贵的。

中医学认为精(气)是生命的本原物质。这种精气先身而生,具有遗传特性。故曰:"夫精者,身之本也。"(《素问·金匮真言论》)"故生之来谓之精,两精相搏谓之神。"(《灵枢·本神》)这里的"精气"是指禀受于父母的精气,故称之为"先天之精"。父母之精气相合,形成胚胎发育的原始物质。没有精气就没有生命。"人始生,先成精,精成而脑髓生,骨为干,脉为营,筋为刚,肉为墙,皮肤坚而毛发长。"(《灵枢·经脉》)"血气已和,荣卫已通,五脏已成,神气舍心,魂魄毕具,乃成为人。"(《灵枢·天年》)人生下来之后,先天之精又要靠后天之精的培养和补充,才能使生命活动生生不息。由此可见,精气是构成和维持人体生命活动的基本物质。

气是维持生命活动的物质基础。气的运动变化及其伴随发生的能量转化过程称为"气化"。气化运动是生命的基本特征,没有气化就没有生命。气化运动的本质就是有机体内部阴阳消长转化的矛盾运动。"升降出入,无器不有",没有升降出入就没有生命活动,故曰:"非出入,则无以生长壮老已;非升降,则无以生长化收藏","出入废则神机化灭,升降息则气立孤危"(《素问·六微旨大论》)。升降出入就是气的运动的基本形式。生与死也就寓于升降出入的矛盾运动之中。

综上所述,祖国医学承认生命是物质的这一基本前提,用朴素的唯物观点,把生命看作是一个阴阳对立统一,运动不息的发展变化过程。

1·2·1·2　形与神俱,不可分离　形神学说是中医学基础理论之一,它是在唯物主义自然观的基础上形成的。形即形体。神,广义是指人体生命活动外在表现的总称,包括生理性或病理性外露的征象;狭义是指精神意识思维活动。但在中医学理论中,"神"的概念很广泛,其含义有三:一是指自然界物质变化功能:如荀子说:"万物各得其和以生,各得其养以成,不见其事,而见其功,夫是谓之神。"(《荀子·天论》)天地的变化而生成万物,这种现象是神的表现,有天地之形,然后有神的变化。二是指人体生命的一切活动:中医学认为人体本身就是一个阴阳对立统一体,阴阳之气的运动变化,推动了生命的运动和变化,而生命活动的本身也称为"神"。神去则气化停止,生命也就完结。可见,神是人体生命的根本,因此,只有"积精全神",才能"精神内守,病安从来"。三是指人的精神意识:精神活动的高级形式是思维,故说"心者,君主之官,神明出焉"(《素问·灵兰秘典论》)。"积神于心,以知往今。"(《灵枢·五色》)心是主思维的器官。"所以任物者谓之心,心有所忆谓之意,意之所存谓之志,因志而存变谓之思,因思而远慕谓之虑,因虑而处物谓之智。"(《灵枢·本神》)任,担任、接受的意思。任物是心通过感官接触外界事物而产生感觉的作用,并由此产生意、志、思、虑、智等认识和思维活动,其过程一级高于一级。但从"任物"到"处物",一刻也不能离开物。

人禀天地之气生,物质世界(天地之气)先于人,不依赖于人而存在,因而所谓"任物",只能是反映外界事物的意思。"物"不依赖于"心"而独立存在,心只是起到反映外界事物的作用,这是属于唯物论的反映论。

中医学中的形神关系,实际上就是物质与精神的关系。形体是第一性的,精神是第二性的。形是体,是本;神是生命的活动及功用。有形体才有生命,有生命才产生精神活动和具有生理功能。而人的形体又须依靠摄取自然界一定的物质才能生存。所以说:"血气者,人之神"(《素问·八正神明论》),"神者,水谷之精气也"(《灵枢·平人绝谷》)。神的物质基础是气血,气血又是构成形体的基本物质,而人体脏腑组织的功能活动,以及气血的营行,又必须受神的主宰。这种"形与神"二者相互依附而不可分割的关系,称为"形与神俱"。形乃神之宅,神乃形之主。无神则形不可活,无形则神无以附,二者相辅相成,不可分离。形神统一是生命存在的主要保证。

中医学理论中的形神统一观,是养生防病,延年益寿,以及诊断治疗的重要理论根据。故曰:"精气不散,神守不分。"(《素问·遗篇·刺法论》)"故能形与神俱,而尽终其天年。""独立守神,肌肉若一,故能寿蔽天地,无有终时。"(《素问·上古天真论》)

1·2·1·3 疾病可知,又可防治 中医学对疾病的发生,不但从自然界去寻找致病根源,更重要的是从机体内部去寻找致病根源,以说明病理变化,从而对生命、疾病和健康的内在联系作出了唯物主义的说明。它认为病邪侵犯人体,首先破坏阴阳的协调平衡,使阴阳失调而发病。"夫邪之生也,或生于阴,或生于阳。其生于阳者,得之风雨寒暑;其生于阴者,得之饮食居处,阴阳喜怒。"(《素问·调经论》)邪气虽有发于阳和发于阴的不同,但发病的关键还在于人体正气的强弱。即所谓"正气存内,邪不可干"(《素问·遗篇·刺法论》)。"邪之所凑,其气必虚。"(《素问·评热病论》)并指出疾病是可以认识的,也是可以防治的,"言不可治者,未得其术也"(《灵枢·九针十二原》)。提出了"治未病"的预防为主的思想。未病之前,重视形体和精神的调养,主张顺四时而适寒暑,和喜怒而安居处,节阴阳而调刚柔,强调了以提高正气抗病能力为主的摄生观点。既病之后,则强调及时发现,早期治疗,防止传变。故曰:"邪风之至,疾如风雨,故善治者治皮毛,其次治肌肤,其次治筋脉,其次治六腑,其次治五脏。治五脏者,半死半生也。"(《素问·阴阳应象大论》)

1·2·2 辩证观

中医学不仅认为一切事物都有着共同的物质根源,而且还认为一切事物都不是一成不变的,各个事物不是孤立的,它们之间是相互联系、相互制约的。所以说中医学不仅包含着唯物观点,而且还包含着辩证观点。

人体是一个不断运动着的有机整体。中医学认为自然界一切事物的运动都是阴阳的矛盾统一。阴阳是"变化之父母,生杀之本始",整个物质世界运动变化的根源在于世界的内部,而不是世界的外部。故曰:"成败倚伏生乎动,动而不已则变作矣……不生不化,静之期也。"(《素问·六微旨大论》)人体亦然,生命始终处于气化运动过程之中,没有气化运动就没有生命。人的生命活动过程,就是人体的阴阳对立双方,在不断地矛盾运动中取得统一的过程。中医学强调人是自然界一个组成部分,并与自然界有密切的联系,人体各个组织器官共处于一个统一体中,不论是在生理上还是在病理上都是互相联系、互相影响的,从而确立了整体观念的辩证观点。

精神意识对机体健康的反作用。中医学在长期医疗实践的基础上,认识到精神活动和生理活动的内在联系,如《素问·天元纪大论》说:"人有五脏化五气,以生喜怒思忧恐。"《素问·阴阳应象大论》说:"怒伤肝"、"喜伤心"、"思伤脾"、"忧伤肺"、"恐伤肾"。当然,人体的精神活动和生理活动之间的关系,并不一定像上述那样机械,但就精神意识对形体健康的反作用这一辩证观点,无疑是正确的。

中医治疗学也包含有辩证观点。主要表现在如下几方面:

标本缓急:所谓疾病的标本反映了疾病的本质与现象、原因与结果、原生与派生等几方面的矛盾关系。中医学在"标本缓急"理论中,已经触及根本矛盾、主要矛盾和次要矛盾的关系问题。"本",类似疾病的根本矛盾;标,类似被根本矛盾所规定和影响着的其它矛盾。在疾病存在的整个过程中,其根本矛盾,即"本"的性质没有发生变化,但被根本矛盾所规定或由根本矛盾所派生的其它矛盾,即"标",却有的产生了,有的激化了,有的发展了。但是,治病必须抓住疾病的根本矛盾,即所谓"治病必求其本"。

正治反治:在区分了病的标本,确定了治疗的主次先后之后,就要采取措施进行治疗,使阴阳的相对平衡得以恢复。总的治疗原则就是一个,即针锋相对;证候所反映的阴阳失调状况,我们就采用纠正这种阴阳失调状况的治疗方法。如寒者热之,热者寒之,虚者补之,实者泻之,借以帮助机体恢复平衡状态。中医学关于应用与证候性质相反的药物进行治疗的原则,正是自发地利用了矛盾的对立之间既斗争,又统一的辩证法原理。正治反治不仅运用了矛盾的斗争性,也运用了矛盾的同一性。

异法方宜:中医学认为疾病的种类和病人的条件是复杂多样的。同一种疾病,由于方域、气候、季节、生活、环境、职业、体质等不同,治法就应有所区别。治疗疾病既要考虑矛盾的普遍性,又要善于认识矛盾的特殊性,要具体问题具体分析。如《医门法律·申明内经法律》指出:"凡治病不察五方风气,衣食居处各不相同,一概施治,药不中窍,医之过也。"中医"异法方宜"的治疗原则,确实蕴含着把事物的一般性和特殊性结合起来的辩证法思想。

病治异同:所谓病治异同,包括"同病异治"与"异病同治"两个方面,这是中医治疗上的灵活性。同一疾病,可因人、因时、因地的不同,或由于病情的发展,病机的变化,以及邪正消长的差异,治疗上应根据不同的情况,采取不同的治法,谓之同病异治。不同的病证,在其发展过程中,出现了相同的病机变化时,也可采取相同的方法进行治疗,谓之异病同治。但是,不论是同病异治,还是异病同治,都必须遵照"必伏其所主,而先其所因"的原则。这说明中医学是从运动的观点而不是从静止的观点,从相互联系的观点而不是从孤立的观点,来看待疾病的发生和发展。注意疾病的阶段性,是辩证观的体现。

1·3 中医学的基本特点

中医学的理论体系是经过长期的临床实践,在唯物论和辩证法思想指导下,逐步形成的,它来源于实践,反过来又指导实践。这一独特的理论体系有两个基本特点:一是整体观念,二是辩证论治。现分述如下:

1·3·1 整体观念

整体就是统一性和完整性。中医学非常重视人体本身的统一性、完整性及其与自然界的相互关系,它认为人体是一个有机整体,构成人体的各个组成部分之间,在结构上是不可分割的,在功能上是相互协调、相互为用的,在病理上是相互影响着的。同时也认识到人体与自然环境有密切关系,人类在能动地适应自然和改造自然的斗争中,维持着机体的正常生命活动。这种内外环境的统一性,机体自身整体性的思想,称为整体观念。整体观念是古代唯物论和辩证法思想在中医学中的体现,它贯穿到中医生理、病理、诊法、辨证、治疗等各个方面。

1·3·1·1 人体是有机的整体 人体是由若干脏器和组织、器官所组成的。各个脏器、组织或器官,都有着各自不同的功能,这些不同的功能又都是整体活动的一个组成部分,决定了机体的整体统一性。因而在生理上相互联系,以维持其生理活动上的协调平衡。在病理上则相互影响。机体整体统一性的形成,是以五脏为中心,配以六腑,通过经络系统"内属于腑脏,外络于肢节"的作用而实现的。五脏是代表着整个人体的五个系统,人体所有器官都可以包括在这五个系统之中。人体以五脏为中心,通过经络系统,把六腑、五体、五官、九窍、四肢百骸等全身组织器官联系成有机的整体,并通过精、气、血、津液的作用,来完成机体统一的功能活动。这种五脏一体观反映出人体内部器官是相互关联而不是孤立的一个统一的整体。

中医学在整体观念指导下,认为人体正常生理活动一方面要靠各脏腑组织发挥自己的功能,另一方面又要靠脏腑间相辅相成的协同作用和相反相成的制约作用,才能维持生理平衡。每个脏腑各自有不同的功能,又有整体活动下的分工合作,这是人体局部与整体的统一。这种整体作用只有在心的统一指挥下才能生机不息,"主明则下安……主不明则十二官危"。"凡此十二官者,不得相失也。"(《素问·灵兰秘典论》)经络系统联结全身,它把脏腑、经络、肢体、五官九窍等联结成为一个有机整体。而气血津液理论和形神统一学说,则反映了功能与形体的整体性。整体观还体现于"阴平阳秘"和"亢则害,承乃制,制则生化"等理论,说明人体阴阳的制约、消长和转化,以维持相对的动态平衡,以及五行的相生相克,都是正常生理活动的基本条件。特别是"制则生化"的理论,更进一步揭示脏腑间的相反相成、克中有生,在维持机体生化不息、动态平衡中的重要意义。这种动态平衡观、制约观,对中医生理学的发展有重要的意义。

中医学不仅从整体来探索生命活动的规律,而且在分析病证的病理机制时,也首先着眼于整体,着眼于局部病变所引起的整体病理反映,把局部病理变化与整体病理反映统一起来,既重视局部病变和与之直接相关的脏腑、经络,又不忽视病变之脏腑、经络对其它脏腑、经络产生的影响。

人体的局部与整体是辩证统一的。人体某一局部区域内的病理变化,往往与全身脏腑、气血、阴阳的盛衰有关。由于各脏腑、组织、器官在生理、病理上的相互联系和影响,就决定了在诊治疾病时,可以通过五官、形体、色脉等外在变化,了解和判断内脏病变,从而作出正确的诊断和治疗。如舌通过经络直接或间接地与五脏相通。故曰:"查诸脏腑图,脾、肝、肺、肾无不系根于心。核诸经络,考手足阴阳,无脉不通于舌。则知经络脏腑之病,不独伤寒发热有胎可验,即凡内外杂证,也无一不呈其形、著其色于舌","据舌以分虚实,而虚实不爽焉;据舌以分阴阳,而阴阳不谬焉;据舌以分脏腑,配主方,而脏腑不差,主方不误矣"(《临证验舌法》)。由于人体内部脏腑的虚实,气血的盛衰,津液的盈亏,以及疾病的轻重顺逆,都可呈现于舌,所以察舌可以测知内脏的功能状态。

人体是一个有机的整体,治疗局部的病变,也必须从整体出发,才能采取适当的措施。如心开窍于舌,心与小肠相表里,所以可用清心泻小肠火的方法治疗口舌糜烂。它如"从阴引阳,从阳引阴,以右治左,以左治右"(《素问·阴阳应象大论》)。"病在上者下取之,病在下者高取之。"(《灵枢·终始》)等等,都是在整体观指导下确定的治疗原则。

综上所述,中医学在阐述人体的生理功能、病理变化,以及对疾病的诊断、治疗时,都贯穿着"人体是有机的整体"这个基本观点。

1·3·1·2　人与自然界的统一性　人类生活在自然界中,自然界存在着人类赖以生存的必要条件。同时,自然界的变化又可以直接或间接地影响人体,而机体则相应地产生反应。属于生理范围内的,即是生理的适应性;超越了这个范围,即是病理性反应。故曰:"人与天地相应也。"(《灵枢·邪客》)"人与天地相参与,与日月相应也。"(《灵枢·岁露》)

季节气候对人体的影响:在四时气候变化中,春属木,其气温;夏属火,其气热;长夏属土,其气湿;秋属金,其气燥;冬属水,其气寒。因此,春温、夏热、长夏湿、秋燥、冬寒,就表示一年中气候变化的一般规律。生物在这种气候变化的影响下,就会有春生、夏长、长夏化、秋收、冬藏等相应的适应性变化。人体也毫不例外,必须与之相适应。如:"天暑衣厚则腠理开,故汗出……天寒则腠理闭,气湿不行,水下留于膀胱,则为溺与气。"(《灵枢·五癃津液别》)这说明春夏阳气发泄,气血容易趋向于体表,表现为皮肤松弛,疏泄多汗等;秋冬阳气收藏,气血容易趋向于里,表现为皮肤致密,少汗多尿等。同样的情况,四时的脉象也有相应的变化。如:"春日浮,如鱼之游在波;夏日在肤,泛泛乎万物有余;秋日下肤,蛰虫将去;冬日在骨,蛰虫周密。"(《素问·脉要精微论》)春夏脉多浮大,秋冬脉多沉小。这种脉象的浮沉变化,也是机体受四时更迭的影响后,在气血方面所引起的适应性调节反映。又如人体气血的运行也与气候变化的风雨晦明有关,"天温日明,则人血淖液而卫气浮,故血易泻,气易行;天寒日阴,则人血凝泣而卫气沉"(《素问·八正神明论》)。

昼夜晨昏对人体的影响:在昼夜晨昏的阴阳变化过程中,人体也必须与之相适应。如:"以一日分为四时,朝则为春,日中为夏,日入为秋,夜半为冬。"(《灵枢·顺气一日分为四时》)虽然一昼夜的寒温变化,在幅度上并没有像四时季节那样明显,但对人体也有一定的影响,"故阳气者,一日而主外,平旦人气生,日中而阳气隆,日西而阳气已虚,气门乃闭。"(《素问·生气通天论》)。这种人体阳气白天多趋于表,夜晚多趋于里的现象,也反映了人体在昼夜阴阳的自然变化过程中,生理活动的适应性变化。

地区方域对人体的影响:因地区气候的差异,地理环境和生活习惯的不同,在一定程度上,也影响着人体的生理活动。如江南多湿热,人体腠理多疏松;北方多燥寒,人体腠理多致密。生活在这样的环境中,一旦易地而处,环境突然改变,初期多感不太适应,但经过一定时间,也就逐渐地能够适应。

中医学认为,人与天地相应,不是消极的、被动的,而是积极的、主动的。人类不仅能主动地适应自然,更能主动地改造自然,和自然作斗争,从而提高健康水平,减少疾病。如:"动作以避寒,阴居以避暑。"(《素问·移精变气论》)"凡人居住之室,必须固密,勿令有细隙,有风雨得入。"(《备急千金要方》)"栖息之室,必常洁雅,夏则虚敞,冬则温密。"(《寿亲养老新书》)"积水沉之可生病,沟渠通浚,屋宇清洁无秽气,不生瘟疫病。"(《养生类纂》)等等,都是改造和适应自然环境的具体措施,说明了中医学已经注意到人对自然的能动作用。

四时气候的变化,是生物生长化收藏的重要条件之一,但是有时也会成为生物生存的不利因素。人类适应自然环境的能力是有限度的,如果气候剧变,超过了人体调节功能的一定限度,或者机体的调节功能失常,不能对自然变化作出适应性调节时,就会发生疾病。

在四时的气候变化中,每一季节都有它不同的特点,因此,除了一般的疾病外,常常可以发生一些季节性的多发病,或时令性的流行病。如:"春善病鼽衄,仲夏善病胸胁,长夏善病洞泄寒中,秋善病风疟,冬善病痹厥。"(《素问·金匮真言论》)正指出了季节不同,发病也常不同这一特点。此外,某些慢性宿疾,往往在气候剧变或季节交换的时候发作或增剧,如痹证、哮喘等。

昼夜的变化,对疾病也有一定的影响。一般疾病,大多是白天病情较轻,夜晚较重,故曰:"夫百病者,多以旦慧昼安,夕加夜甚。朝则人气始生,病气衰,故旦慧;日中人气长,长则胜邪,故安;夕则人气始衰,邪气始生,故加;夜半人气入脏,邪气独居于身,故甚也。"(《灵枢·顺气一日分为四时》)因为早晨、中午、黄昏、夜半,人体的阳气存在着生、长、收、藏的规律,因而病情亦随之有慧、安、加、甚的变化。

此外,某些地方性疾病,更是和地理环境有密切关系。如:"南方者,天地所长养,阳之所盛处也,其地下,水土弱,雾露之所聚也。其民嗜酸而食胕,故其民皆致理而赤色,其病挛痹。"(《素问·异法方宜论》)

由于人与自然界存在着既对立又统一的关系,所以因时、因地、因人制宜,也就成为中医治疗学上的重要原则。因此,在辨证论治过程中,就必须注意和分析外在环境与内在整体的有机联系,从而进行有效的治疗。

如上所述,一般说来,人体的生理活动和病理变化,是随着四时气候的变化而有相应改变的。所以在治疗的时候,就应该:"必先岁气,无伐天和"(《素问·五常政大论》)而因时制宜。

我国的地理特点,是西北方地势高,温度和湿度均较低;东南方地势低,温度和湿度都偏高。由于地有高下,气有温凉之别,因此,治疗上就应因地制宜,"小者小异","大者大异",地域特点不同,治法各有所宜。"医之治病也,一病而治各不同,皆愈何也?……地势使然也。"(《素问·异法方宜论》)

1·3·2　辨证论治

辨证论治是中医认识疾病和治疗疾病的基本原则,是中医学对疾病的一种特殊的研究和处理方法,也是中医学的基本特点之一。

证,是机体在疾病发展过程中的某一阶段的病理概括。由于它包括了病变的部位、原因、性质,以及邪正关系,反映出疾病发展过程中某一阶段的病理变化的本质,因而它比症状更全面、更深刻、更正确地揭示了疾病的本质。

所谓辨证,就是将四诊(望、闻、问、切)所收集的资料、症状和体征,通过分析、综合、辨清疾病的原因、性质、部位,以及邪正之间的关系,概括、判断为某种性质的证。论治,又称施治,则是根据辨证的结果,确定相应的治疗方法。辨证是决定治疗的前提和依据,论治是治疗疾病的手段和方法。通过辨证论治的效果可以检验辨证论治的正确与否。辨证论治的过程,就是认识疾病和解决疾病的过程。辨证和论治,是诊治疾病过程中相互联系不可分割的两个方面,是理论和实践相结合的体现,是理法方药在临床上的具体运用,是指导中医临床工作的基本原则。

中医认识并治疗疾病,是既辨病又辨证。辨证首先着眼于证的分辨,然后才能正确地施治。例如感冒,见发热、恶寒、头身疼痛等症状,病属在表,但由于致病因素和机体反应性的不同,又常表现为风寒感冒和风热感冒两种不同的证。只有把感冒所表现的"证"是属于风寒还是属于风热辨别清楚,才能确定用辛温解表或辛凉解表方法,给以适当的治疗。由此可见,辨证论治既区别于见痰治痰,见血治血,见热退热,头痛医头,脚痛医脚的局部对症疗法,又区别于那种不分主次，不分阶段，一方一药对一病的治病方法。

辨证论治作为指导临床诊治疾病的基本法则，由于它能辩证地看待病和证的关系，既可看到一种病可以包括几种不同的证，又看到不同的病在其发展过程中可以出现同一种证，因此在临床治疗时，还可以在辨证论治的原则指导下，采取"同病异治"或"异病同治"的方法来处理。所谓"同病异治"，是指同一种疾病，由于发病的时间、地区以及患者机体的反应性不同，或处于不同的发展阶段，所以表现的证不同，因而治法也不一样。还以感冒为例，由于发病的季节不同，治法也不同。暑季感冒，由于感受暑湿邪气，故在治疗时常须用一些芳香化浊药物，以祛暑湿。这与其它季节的感冒治法就不一样。再如麻疹因病变发展的阶段不同，因而治疗方法也各有不同，初起麻疹未透，宜发表透疹；中期肺热明显，常须清肺；而后期则为余热未尽，肺胃阴伤，则又须以养阴清热为主。不同的疾病，在其发展过程中，由于出现了相同的病机，因而也可采用同一方法治疗，这就是"异病同治"。比如，久痢脱肛、子宫下垂等，是不同的病，但如果均表现为中气下陷证，就都可以用升提中气的方法治疗。由此可见，中医治病主要的不是着眼于"病"的异同，而是着眼于病机的区别。相同的病机，可用基本相同的治法；不同的病机，就必须用不同的治法。所谓"证同治亦同，证异治亦异"，实质上是由于"证"的概念中包含着病机在内的缘故。这种针对疾病发展过程中不同质的矛盾用不同的方法去解决的法则，就是辨证论治的精神实质。

1·4　《中医基础理论》的主要内容

《中医基础理论》主要阐述人体的生理、病理、病因，以及疾病的防治原则等基本理论知识。内容共分：阴阳五行、藏象、气血津液、经络、病因与发病、病机、防治原则七部分叙述。

阴阳五行，是我国古代的哲学，具有唯物和辩证的观点。中医学运用它来阐明人体的结构、生理、病理，并指导临床的诊断和治疗。本书着重介绍阴阳五行的基本概念、基本内容及其在中医学里的应用。

藏象学说，是研究人体各脏腑、组织器官的生理功能、病理变化及其相互关系，以及脏腑组织器官与外界环境相互关系的学说，是中医学理论体系的重要组成部分，是指导临床各科辨证论治的理论基础。本章具体阐明五脏、六腑、奇恒之腑的生理功能和相互联系。

气血津液，主要阐述气、血、津液的生成、作用及其相互关系，从而说明气、血、津液既是脏腑功能活动的产物，又是脏腑功能活动的物质基础。

经络学说，是研究人体经络系统的生理功能、病理变化及其与脏腑的相互关系的学说，是中医基础理论的重要组成部分。经络，是人体沟通表里上下，联络脏腑组织器官，通行气血的一个完整的组织系统。本章着重阐述十二正经和奇经八脉的基本概念、分布、走向与交接规律、循行路线、经络的生理功能及经络学说在病理、诊断、治疗上的运用。

病因与发病，主要阐述各种致病因素的性质、特点及其所致病症的临床表现。并说明疾病的发生，是由于人体内外环境的失调。

病机，是阐述病理变化的一般规律，主要的有正邪斗争、阴阳失调、气血失常、内生五邪、脏腑经络功能失常等。

防治原则，即防病和治病的基本法则。强调预防为主，主张"治未病"，对控制疾病的发生与发展具有重要意义。治疗法则主要介绍"治病求本"、"扶正祛邪"、"调整阴阳"，以及"因人、因时、因地制宜"等几个主要方面。

　　上述内容,是中医学理论体系的重要组成部分,它来自实践又转过来指导实践的基本理论,也是学习中医学临床各科的基础。所以必须认真学习,切实掌握。

　　学习中医学,要有明确的学习目的,即为继承发扬祖国医药学遗产,创立我国的新医药学,以便更好地为中国人民和世界人民的保健事业服务。学习中医学,还应坚持以辩证唯物主义和历史唯物主义为指导思想,充分认识基础理论的重要性,要做到理论联系实际。由于中医学和西医学是两个不同的医学理论体系,在学习过程中,要切实掌握中医学的特点,既要联系现代医学科学知识,又不能生搬硬套;既要分清两个医学理论体系,又不能把它们对立起来,简单地不加分析地肯定一方面或否定一方面,都不是科学的态度。

2 阴阳五行

阴阳五行,是阴阳学说和五行学说的合称,是古人用以认识自然和解释自然的世界观和方法论,是我国古代的唯物论和辩证法。阴阳学说认为世界是物质的,物质世界是在阴阳二气的相互作用下孳生着、发展着和变化着的。五行学说认为木、火、土、金、水是构成物质世界所不可缺少的最基本物质,是由于这五种最基本物质之间的相互资生、相互制约的运动变化而构成了物质世界。这种观念对我国古代唯物主义哲学有着很深远的影响,并成为我国古代自然科学的唯物主义世界观和方法论的基础。

我国古代医学家,在长期医疗实践的基础上,将阴阳五行学说运用于医学领域,借以阐明人体的生理功能和病理变化,并用以指导临床的诊断和治疗,成为中医学理论体系的一个重要组成部分,对中医学理论体系的形成和发展,起着极为深刻的影响。但是,由于社会历史条件的限制,阴阳五行学说的唯物论和辩证法思想,毕竟属于古代哲学的范畴,尚不能与现代的科学的唯物辩证法等量齐观,为此,我们必须以辩证唯物主义和历史唯物主义的观点来取其精华,去其糟粕,使它更好地为医疗实践服务。

2·1 阴阳学说

阴阳,是中国古代哲学的一对范畴。阴阳的最初含义是很朴素的,是指日光的向背,向日为阳,背日为阴,后来引申为气候的寒暖,方位的上下、左右、内外,运动状态的躁动和宁静等。古代思想家看到一切现象都有正反两方面,就用阴阳这个概念来解释自然界两种对立和相互消长的物质势力,并认为阴阳的对立和消长是事物本身所固有的,如《老子》说"万物负阴而抱阳";进而认为阴阳的对立和消长是宇宙的基本规律,如《易传》说"一阴一阳之谓道"。

阴阳,是对自然界相互关联的某些事物和现象对立双方的概括,即含有对立统一的概念。阴和阳,既可代表相互对立的事物,又可用以分析一个事物内部所存在着的相互对立的两个方面。所以说:"阴阳者,有名而无形。"(《灵枢·阴阳系日月》)"阴阳者,一分为二也。"(《类经·阴阳类》)

阴阳学说认为,世界是物质性的整体,世界本身是阴阳二气对立统一的结果。如《素问·阴阳应象大论》说:"清阳为天,浊阴为地;地气上为云,天气下为雨。"宇宙间的任何事物,都包含着阴和阳相互对立的两个方面,如白昼和黑夜,气候晴朗和阴雨、炎热和寒冷、运动状态的躁动和静止,等等。由于阴和阳的对立统一矛盾运动,是宇宙间一切事物内部所固有的;宇宙间一切事物的发生、发展和变化,都是阴和阳的对立统一矛盾运动的结果。所以《素问·阴阳应象大论》说:"阴阳者,天地之道也,万物之纲纪,变化之父母,生杀之本始,神明之府也。"神明,也就是指物质世界无穷变化的意思。

阴和阳代表着相互对立又相互关联的事物属性,如《素问·阴阳应象大论》说:"天地者,万物之上下也;阴阳者,血气之男女也;左右者,阴阳之道路也;水火者,阴阳之征兆也;阴阳者,万物之能始也。"一般地说,凡是剧烈运动着的、外向的、上升的、温热的、明亮的,都属于阳;相对静止着的、内守的、下降的、寒冷的、晦暗的,都属于阴。如以天地而言,则"天为阳,地为阴",由于天气轻清故属阳,地气重浊故属阴;以水火而言,则"水为阴,火为阳",由于水性寒而润下故属阴,火性热而炎上故属阳;以动静而言,则"静者为阴,动者为阳",由于阴主静故相对静止的事物属阴,阳主动故剧烈运动着的事物属阳,以物质的运动变化而言,则"阳化气,阴成形",即是指当某一物质出现蒸腾气化的运动状态时属于阳的功能,出现凝聚成形的运动状态时属于阴的功能。阴和阳的相对属性引入于医学领域,即是将对于人体具有推动、温煦、兴奋等作用的物质和功能,统属于阳;对于人体具有凝聚、滋润、抑制等作用的物质和功能,统属于阴。

任何事物,虽然均可以阴阳的属性来区别,但必须指出:用阴阳来概括或区分事物的属性,必须是相互关联的一对事物,或是一个事物的两个方面,才具有实际的意义。如果两者不是相互关联的,不是统一体的对立双方,也就不能用阴阳来区分其相对属性及其相互关系,因而也就没有实际的意义。

事物的阴阳属性,并不是绝对的,而是相对的。这种相对性,一方面表现为在一定的条件下,阴和阳之间可以发生相互转化,即阴可以转化为阳,阳也可以转化为阴。另一方面,体现于事物的无限可分性,即是《类经·阴阳类》说的"阴阳者,一分为二也"。例如,昼为阳,夜为阴,而上午与下午相对而言,则上午为阳中之阳,下午为阳中之阴;前半夜与后半夜相对而言,则前半夜为阴中之阴,后半夜为阴中之阳。所以说,阴阳之中仍有阴阳可分。

由此可见,宇宙间的任何事物都可以概括为阴和阳两类,任何一种事物内部又可分为阴和阳两个方面,而每一事物中的阴或阳的任何一方,还可以再分阴阳,这种事物既相互对立而又相互联系的现象,在自然界是无穷无尽的。所以《素问·阴阳离合论》说:"阴阳者,数之可十,推之可百,数之可千,推之可万,万之大不可胜数,然其要一也。"

2·1·1　阴阳学说的基本内容

2·1·1·1　**阴阳的对立制约**　阴阳学说认为自然界一切事物或现象都存在着相互对立的阴阳两个方面,如上与下,左与右,天与地,动与静,出与入,升与降,乃至昼与夜,明与暗,寒与热,水与火等。阴阳既是对立的,又是统一的,统一是对立的结果。换言之,对立是二者之间相反的一面,统一是二者之间相成的一面。没有对立也就没有统一,没有相反也就没有相成。阴阳两个方面的相互对立,主要表现于它们之间的相互制约、相互消长。阴与阳相互制约和相互消长的结果,取得了统一,即取得了动态平衡,称之为"阴平阳秘"。如春、夏、秋、冬四季有温、热、凉、寒的气候变化,春夏之所以温热,是因为春夏阳气上升抑制了秋冬的寒凉之气;秋冬之所以寒冷,是因为秋冬阴气上升抑制了春夏的温热之气的缘故。这是自然界阴阳相互制约、相互消长的结果。所以说:"是故冬至四十五日,阳气微上,阴气微下;夏至四十五日,阴气微上,阳气微下。"(《素问·脉要精微论》)"四十五日"是指从冬至到立春,从夏至到立秋,均为四十五日而言。冬至一阳生,所以从冬至到立春,阳气逐渐上升,阴气逐渐下降,至夏季则阳气盛极,阴气伏藏。夏至一阴生,所以从夏至到立秋,阴气逐渐上升,阳气逐渐下降,至冬季则阴气盛极,阳气伏藏。如此循环,年复一年。

阴阳的相互制约的过程,也就是相互消长的过程,没有消长,也就没有制约。"动极者镇之以静,阴亢者胜之以阳。"(《类经附翼·医易》)说明了动与静,阴与阳的相互制约、相互消长的关系。人的机体之所以能进行正常的生命活动,就是阴与阳相互制约、相互消长取得统一(动态平衡)的结果。只有阴与阳之间相互制约、相互消长,事物才能发展变化,自然界才能生生不息。故云："积阳为天,积阴为地。阴静阳躁,阳生阴长,阳杀阴藏。阳化气,阴成形。"(《素问·阴阳应象大论》)阳主刚躁,阴主柔静。动与静的相互制约、相互消长,产生了事物的正常运动。阳主萌动,阴主成长;阳主生发,阴主收藏;阳能化气,阴能成形,阴阳的相互制约和相互消长,使事物不断地处于协调平衡状态,即阴阳调和。只有如此,生物才有生长化收藏和生长壮老已。如果阴阳的统一体没有阴阳的对立和消长,就不可能得到制约和统一。没有制约和统一,阴阳的对立运动也就终止了,事物便因之而消失。任何事物互相对立着的一方面,总是通过消长对另一方面起着制约的作用。人体处于正常生理状态下,阴阳两个对立着的方面,也不是平平静静各不相关地共处于一个统一体中,而是处在互相制约、互相消长的动态之中的。所谓"阴平阳秘"(《素问·生气通天论》)也是阴阳在对立制约和消长中所取得的动态平衡。如果这种动态平衡遭到破坏,即是疾病的形成。《素问·阴阳应象大论》所说"阴胜则阳病,阳胜则阴病",就说明了阴阳的制约、消长失调,就要导致疾病的发生。

　　2·1·1·2　阴阳的互根互用　阴和阳是对立统一的,二者既相互对立,又相互依存,任何一方都不能脱离另一方而单独存在。如上为阳,下为阴;没有上,也就无所谓下;没有下,也就无所谓上。左为阳,右为阴;没有左,就无所谓右;没有右,也就无所谓左。热为阳,寒为阴;没有热,就无所谓寒;没有寒,也就无所谓热,等等。所以说,阳依存于阴,阴依存于阳,每一方都以其相对的另一方的存在为自己存在的条件,如《医贯砭·阴阳论》说:"阴阳又各互为其根,阳根于阴,阴根于阳;无阳则阴无以生,无阴则阳无以化。"阴阳之间的这种互相依存关系,称为阴阳的互根互用。

　　阴和阳之间的互根互用,不仅仅体现于相对物质之间的相互依存关系,如组成人体和维持人体生命活动的最基本物质,气和血的关系而言,气属于阳,血属于阴;气为血之帅,血为气之舍,二者是互根互用的。而且还体现于机体的相对功能之间的相互依存关系,如人体的最本质的生理功能是兴奋和抑制,兴奋属阳,抑制属阴,没有兴奋,也就无所谓抑制;没有抑制,也就无所谓兴奋,二者之间也是互根互用的。而且还体现于物质与功能之间的相互依存关系,物质属阴,功能属阳,功能是物质运动的结果,世界上没有不运动的物质,因而也就不存在没有功能的物质和没有物质运动的功能,二者之间同样存在着互根互用的关系。《素问·阴阳应象大论》说:"阴在内,阳之守也;阳在外,阴之使也。"即是从阴阳的互根互用理论,高度地概括了机体的物质与物质之间、功能与功能之间、功能与物质之间的相互依存关系。

　　阳依赖于阴而存在,阴也依赖于阳而存在;没有阴也就无以言阳,没有阳亦无以言阴。如果由于某些原因,阴和阳之间这种互根互用关系遭到了破坏,就会导致"孤阴不生,独阳不长",也就是说,机体的物质与物质之间、功能与功能之间、功能与物质之间的互根互用关系失常,机体的生生不息之机也就遭到破坏,甚则"阴阳离决,精气乃绝"而死亡。

　　此外,阴阳的互根互用,又是阴阳转化的内在根据。这是由于阴和阳,是指相关事物的对立双方,或本是一个事物内部的对立双方,因而阴和阳可以在一定的条件下,各自向着自己相反的方面转化。如果阴和阳之间不存在互根互用的关系,也即是说阴和阳之间不是处在一个统一体中,那就不可能发生相互转化的关系。

　　2·1·1·3　阴阳的消长平衡　阴和阳之间的对立制约、互根互用,并不是处于静止的和不变的状态,而是始终处于不断的运动变化之中,故说"消长平衡"。所谓"消长平衡",即是指阴和阳之间的平衡,不是静止的和绝对的平衡,而是在一定限度、一定时间内的"阴消阳长"、"阳消阴长"之中维持着相对的平衡。

阴阳的消长平衡,符合于事物的运动是绝对的,静止是相对的;消长是绝对的,平衡是相对的规律。也就是说,在绝对运动之中包含着相对的静止,在相对的静止之中又蕴伏着绝对的运动;在绝对的消长之中维持着相对的平衡,在相对的平衡之中又存在着绝对的消长。事物就是在绝对的运动和相对的静止、绝对的消长和相对的平衡之中生化不息,而得到发生和发展的。

如以四时气候变化而言,从冬至春及夏,气候从寒冷逐渐转暖变热,即是"阴消阳长"的过程。由夏至秋及冬,气候由炎热逐渐转凉变寒,即是"阳消阴长"的过程。四时气候的变迁,寒暑的更易,实际上即是反映了阴阳消长的过程,其中虽有"阴消阳长"、"阴长阳消"的不同,但从一年的总体来说,还是处于相对的动态平衡的。

如以人体的生理功能而言,白天阳盛,故机体的生理功能也以兴奋为主;黑夜阴盛,故机体的生理功能也以抑制为主。子夜一阳生,日中阳气隆,机体的生理功能由抑制逐渐转向兴奋,即是"阴消阳长"的过程;日中至黄昏,阳气渐衰,阴气渐盛,机体的生理功能也从兴奋逐渐转向抑制,即是"阳消阴长"的过程。所以说,阴阳的消长平衡,不是绝对的、静止的平衡状态,而是相对的、动态的平衡。

阴阳的消长虽然是绝对的,平衡虽然是相对的,但决不能忽视相对平衡的重要性和必要性。因为只有不断地消长和不断地平衡,才能推动着事物的正常发展,对人体来说也就能维持正常的生命活动。如果只有"阴消阳长"而无"阳消阴长",或只有"阳消阴长"而无"阴消阳长",即是破坏了阴阳的相对平衡,形成阴或阳的偏盛或偏衰,导致阴阳的消长失调。对人体来说,也即是病理状态。所以《素问·阴阳应象大论》说:"阴胜则阳病,阳胜则阴病;阳胜则热,阴胜则寒。"

2·1·1·4　阴阳的相互转化　阴阳转化是指阴阳对立的双方,在一定的条件下,可以各自向其相反的方向转化,即阴可以转化为阳,阳也可以转化为阴。阴阳相互转化,一般都表现在事物变化的"物极"阶段,即"物极必反"。如果说"阴阳消长"是一个量变过程的话,则阴阳转化便是在量变基础上的质变。阴阳的转化,虽然也可发生突变,但大多数是有一个由量变到质变的发展过程。

阴阳对立双方之所以能够相互转化,是因为对立的双方已相互倚伏着向其对立面转化的因素。"夫物之生从于化,物之极由乎变,变化之相薄,成败之所由也……成败倚伏生乎动,动而不已则变作矣。"(《素问·六微旨大论》)成败倚伏,说明新事物生成之时,已倚伏着败亡之因素;当旧事物败亡之时,也孕育着新事物产生的因素。旧事物的发展,就是"变"的过程。新事物的产生,也就是"化"的过程,故曰:"物生谓之化,物极谓之变。"(《素问·天元纪大论》)

阴阳的转化,必须具备一定的条件。"四时之变,寒暑之胜,重阴必阳,重阳必阴。故阴主寒,阳主热。故寒甚则热,热甚则寒。故曰:寒生热,热生寒,此阴阳之变也。"(《灵枢·论疾诊尺》)"重阴必阳,重阳必阴","寒极生热,热极生寒"(《素问·阴阳应象大论》)。这里的"重"和"极"就是促进转化的条件,阴有了"重"这个条件,就会转化为阳;阳有了"重"这个条件,就会转化为阴。寒在"极"的条件下,便可向热的方向转化;热在"极"的条件下,便可向寒的方向转化。在这里,条件是主要的,没有一定的条件,便不能转化。

　　从四季气候变迁来看,由春温发展到夏热之极点,就是向寒凉转化的起点;秋凉发展到冬寒之极点,就是逐渐向温热转化的起点。它如昼夜的更迭和自然界云雨的变化也是如此。《素问·六微旨大论》说:"升已而降,降者谓天;降已而升,升者谓地。天气下降,气流于地;地气上升,气腾于天。"即是从天地之气的升降来说明阴阳的转化。

　　就生理而言,抑制和兴奋的互相转化,也是如此。在疾病的发展过程中,由阳转阴,由阴转阳的变化,是常常可以见到的。如某些急性温热病,由于热毒极重,大量耗伤机体元气,在持续高热的情况下,可突然出现体温下降、面色苍白、四肢厥冷、脉微欲绝等阳气暴脱的危象,这种病证变化,即属于由阳证转化为阴证。此时,若抢救及时,处理得当,四肢转温,色脉转和,阳气得以恢复,病情又可出现好的转机。再如寒饮中阻之患者,本为阴证,但由于某种原因,寒饮可以化热,也就是阴证可以转化为阳证。从辩证唯物论的观点看,阴阳的互相转化是有条件的,上述两个病例中,前者的热毒极重,阳气随津液外泄而亡脱,后者的寒饮郁而化热,是促成阴阳互相转化的条件。

　　综上所述,阴和阳是事物的相对属性,因而存在着无限可分性;阴阳的对立制约,互根互用,消长平衡和相互转化等,是说明阴和阳之间的相互关系,不是孤立的、静止不变的,它们之间是互相联系、互相影响、相反相成的。理解了这些最基本的观点,进而理解中医学对阴阳学说的运用,是比较容易的。

2·1·2　阴阳学说在中医学中的应用

　　阴阳学说,贯穿在中医学理论体系的各个方面,用来说明人体的组织结构、生理功能、疾病的发生发展规律,并指导着临床诊断和治疗。

　　2·1·2·1　说明人体的组织结构　根据阴阳对立统一的观点,认为人体是一个有机整体,人体内部充满着阴阳对立统一的关系。所以说:"人生有形,不离阴阳。"(《素问·宝命全形论》)人体一切组织结构既是有机联系的,又可以划分为相互对立的阴阳两部分。"夫言人之阴阳,则外为阳,内为阴,言人身之阴阳,则背为阳,腹为阴。言人身之脏腑中阴阳,则脏者为阴,腑者为阳。肝、心、脾、肺、肾五脏皆为阴,胆、胃、大肠、小肠、膀胱、三焦六腑皆为阳。"(《素问·金匮真言论》)

　　人体脏腑组织的阴阳属性,就大体部位来说,上部为阳,下部为阴;体表属阳,体内属阴。就其背腹四肢内外侧来说,则背属阳,腹属阴;四肢外侧为阳,四肢内侧为阴。以脏腑来分,五脏属里,藏精气而不泻,故为阴;六腑属表,传化物而不藏,故为阳。五脏之中,又各有阴阳所属,即心、肺居于上部(胸腔)属阳,肝、脾、肾位于下部(腹腔)属阴。如具体到每一脏腑,则又有阴阳之分。即心有心阴、心阳;肾有肾阴、肾阳等。"是故内有阴阳,外亦有阴阳。在内者,五脏为阴,六腑为阳;在外者,筋骨为阴,皮肤为阳。"(《灵枢·寿夭刚柔》)

　　总之,人体组织结构的上下、内外、表里、前后各部分之间,以及内脏之间,无不包含着阴阳的对立统一。

　　2·1·2·2　说明人体的生理功能　对于人体的生理功能,中医学也是用阴阳学说来加以概括说明的。认为人体的正常生命活动,是阴阳两个方面保持着对立统一的协调关系的结果。如以功能与物质相对而言,则功能属于阳,物质属于阴,物质与功能之间的关系,就是这种对立统一关系的体现。人体的生理活动是以物质为基础的,没有物质的运动就无以产生生理功能。而生理活动的结果,又不断促进着物质的新陈代谢。人体功能与物质的关系,也就是阴阳相互依存、相互消长的关系。如果阴阳不能相互为用而分离,人的生命也就终止

了,所以说:"阴平阳秘,精神乃治;阴阳离决,精气乃绝。"(《素问·生气通天论》)

2·1·2·3　说明人体的病理变化　人体内外、表里、上下各部分之间,以及机体的物质与物质、功能与功能、功能与物质之间,必须经常保持其相对的阴阳协调关系,才能维持正常的生理活动。因此阴阳的相对协调是健康的表现;疾病的发生及其病理过程,则是因某种原因而使阴阳失却协调所致。

阴阳是互根互用的,又是互为制约消长的,所以阴阳失调就会导致阴阳的偏盛偏衰而发生疾病。但疾病的发生发展关系到正气和邪气两个方面。正气,实质上即是指整个机体的结构与功能包括人体对疾病的抵抗力等;邪气,泛指各种致病因素。正气和邪气,均可以阴阳来区分其属性;它们之间的相互作用、相互斗争的情况,皆可用阴阳的消长失调,即偏盛偏衰来概括说明。正气分阴阳,包括阴液和阳气两部分;邪气亦有阴邪和阳邪之分,如六淫致病因素中的寒、湿为阴邪,风、暑、热(火)、燥为阳邪。疾病的过程,多为邪正斗争的过程,其结果则引起机体的阴阳偏盛偏衰,所以无论疾病的病理变化如何复杂,都不外乎阴阳的偏盛偏衰。

(1) 阴阳偏胜　即阴胜、阳胜,是属于阴或阳任何一方高于正常水平的病变。《素问·阴阳应象大论》指出:"阴胜则阳病,阳胜则阴病。阳胜则热,阴胜则寒。"

阳胜则热,阳胜则阴病:阳胜一般是指阳邪致病,是阳的绝对亢盛;但阳长则阴消,阳偏胜必然要导致伤阴,故说阳胜则阴病。

"阳胜则热",是指因阳邪所致疾病的性质而言;"阳胜则阴病",是指阳胜的病变必然损伤人体的阴液。

阴胜则寒,阴胜则阳病:阴胜一般是指阴邪致病,是阴的绝对偏盛,但阴长则阳消,阴偏胜必然要导致阳衰,故说阴胜则阳病。

"阴胜则寒",是指因阴邪所致疾病性质而言;"阴胜则阳病",则是指阴胜的病变必然损伤人体的阳气。

(2) 阴阳偏衰　即阴虚、阳虚,是属于阴或阳任何一方低于正常水平的病变。《素问·调经论》指出:"阳虚则外寒,阴虚则内热。"根据阴阳动态平衡的原理,阴或阳任何一方的不足,必然导致另一方相对的亢盛。

阳虚则寒:阳虚是人体的阳气虚损,阳虚不能制约阴,则阴相对的偏盛而出现寒象,所以称"阳虚则寒"。

阴虚则热:阴虚是人体的阴液不足,阴虚不能制约阳,则阳相对的偏亢而出现热象,所以称"阴虚则热"。

综上所述,尽管疾病的病理变化复杂多端,但均可用阴阳失调(偏胜偏衰)来概括说明。"阳胜则热,阴胜则寒;阳虚则寒,阴虚则热",是中医学的病机总纲。

阳损之阴,阴损及阳,阴阳俱损:根据阴阳互根的原理,机体的阴或阳任何一方虚损到一定程度,必然导致另一方的不足。阳虚至一定程度时,因阳虚不能化生阴液,而同时出现阴虚的现象,称"阳损及阴"。同样,阴虚至一定程度时,因阴虚不能化生阳气,而同时出现阳虚的现象,称"阴损及阳"。"阳损及阴"或"阴损及阳",最终导致"阴阳两虚"。阴阳两虚并不是阴阳的对立处于低水平的平衡状态,同样存在着偏于阳虚或偏于阴虚的不同。

(3) 阴阳的转化　人体阴阳失调而出现的病理现象,还可以在一定的条件下,各自向相反的方向转化,即阳证可以转化为阴证,阴证可以转化为阳证。所谓"重寒则热,重热则寒"、"重阴必阳,重阳必阴"(《素问·阴阳应象大论》)。

2・1・2・4　用于疾病的诊断　由于疾病的发生发展变化的内在原因在于阴阳失调,所以任何疾病,尽管它的临床表现错综复杂,千变万化,但都可用阴或阳来加以概括说明。故曰:"善诊者,察色按脉,先别阴阳。"(《素问·阴阳应象大论》)

在辨证方面,虽有阴、阳、表、里、寒、热、虚、实八纲,但八纲中又以阴阳作为总纲,表、实、热属阳;里、虚、寒属阴。八纲就是以阴阳作为总纲的。在临床辨证中,首先要分清阴阳,才能抓住疾病的本质,做到执简驭繁。阴阳,大则可以概括整个病证是属阴证、属阳证,小则可分析四诊中一个具体脉症。如:

色泽的阴阳:从色泽的明暗,可以辨别病情的阴阳属性。色泽鲜明为病属于阳,色泽晦暗为病属于阴。

声息的阴阳:观察呼吸气息的动态,听其发出的声音,可以区别病情的阴阳属性。语声高亢洪亮,多言而躁动者,多属实、属热,为阳;语声低微无力,少言而沉静者,多属虚、属寒,为阴。呼吸微弱,多属于阴证;呼吸有力,声高气粗,多属于阳证。

脉象分阴阳:以部位分,则寸为阳,尺为阴;以脉动过程分,则至(起)者为阳,去(伏)者为阴;以至数分,则数者为阳,迟者为阴;以形态分,则浮大洪滑为阳,沉小细涩为阴。故《素问·脉要精微论》说:"微妙在脉,不可不察,察之有纪,从阴阳始。"

总之,无论望、闻、问、切四诊,都应以分别阴阳为首务,只有掌握住阴阳的属性,才能在辨证中正确地区别阴阳。所以说:"凡诊病施治,必须先审阴阳,乃为医道之纲领,阴阳无谬,治焉有差?医道虽繁,而可以一言蔽之者,曰阴阳而已。故证有阴阳,脉有阴阳,药有阴阳……设能明彻阴阳,则医理虽玄,思过半矣。"(《景岳全书·传忠录》)

2・1・2・5　用于疾病的治疗　由于疾病发生发展的根本原因是阴阳失调,因此,调整阴阳,补其不足,泻其有余,恢复阴阳的相对平衡,就是治疗的基本原则。故曰"谨察阴阳所在而调之,以平为期"(《素问·至真要大论》)。阴阳学说用以指导疾病的治疗,一是确定治疗原则,二是归纳药物的性能。

(1) 确定治疗原则　阴阳偏胜的治疗原则:阴阳偏胜,即阴或阳的一方偏盛,为有余之证。由于阳胜则阴病,阳胜则热,阳热盛易于损伤阴液。阴胜则阳病,阴胜则寒,阴寒盛易于损伤阳气。故在调整阴阳的偏胜时,应注意有无相应的阴或阳偏衰的情况存在。若阴或阳偏胜而其相对的一方并没有构成虚损时,即可采用"损其有余"的方法。若其相对一方有偏衰时,则当兼顾其不足,配合以扶阳或益阴之法。阳胜则热属实热证,宜用寒凉药以制其阳,治热以寒,即"热者寒之"。阴胜则寒属寒实证,宜用温热药以制其阴,治寒以热,即"寒者热之"。因二者均为实证,所以称这种治疗原则为"损其有余",即"实者泻之"。

阴阳偏衰的治疗原则:阴阳偏衰,即阴或阳的一方不足,或为阴虚,或为阳虚。阴虚不能制阳而致阳亢者,属虚热证,一般不能用寒凉药直折其热,须用"壮水之主,以制阳光"(《素问·至真要大论》王冰注)的方法,即用滋阴壮水之法,以抑制阳亢火盛。《内经》称这种治疗原则为"阳病治阴"(《素问·阴阳应象大论》)。若阳虚不能制阴而造成阴盛者,属虚寒证,不宜用辛温发散药以散阴寒,须用"益火之源,以消阴翳"(《素问·至真要大论》王冰注)的方法,即用扶阳益火之法,以消退阴盛。《内经》称这种治疗原则为"阴病治阳"(《素问·阴阳应象大论》)。

对阴阳偏衰的治疗,张景岳根据阴阳互根的原理,提出了阴中求阳,阳中求阴的治法,他说:"善补阳者,必于阴中求阳,则阳得阴助而生化无穷;善补阴者,必于阳中求阴,则阴得阳

升而泉源不竭。"(《景岳全书·新方八阵·补略》)

总之,治疗的基本原则,是泻其有余,补其不足。阳盛者泻热,阴盛者祛寒;阳虚者扶阳,阴虚者补阴,以使阴阳偏胜偏衰的异常现象,复归于平衡协调的正常状态。

(2)归纳药物的性能　阴阳用于疾病的治疗,不仅用以确立治疗原则,而且也用来概括药物的性味功能,作为指导临床用药的依据。治疗疾病,不但要有正确的诊断和确切的治疗方法,同时还必须熟练地掌握药物的性能。根据治疗方法,选用适宜药物,才能收到良好的疗效。

药物的性能,一般地说,主要靠它的气(性)、味和升降浮沉来决定,而药物的气、味和升降浮沉,又皆可用阴阳来归纳说明。

药性:主要是寒、热、温、凉四种药性,又称"四气"。其中寒凉属阴(凉次于寒),温热属阳(温次于热)。能减轻或消除热证的药物,一般属于寒性或凉性,如黄芩、栀子等。反之,能减轻或消除寒证的药物,一般属于温性或热性,如附子、干姜之类。

五味:就是辛、甘、酸、苦、咸五种味。有些药物具有淡味或涩味,所以实际上不止五种。但是习惯上仍然称为五种。其中辛、甘、淡属阳,酸、苦、咸属阴。《素问·至真要大论》说:"辛甘发散为阳,酸苦涌泄为阴,咸味涌泄为阴,淡味渗泄为阳。"

升降浮沉:升是上升,降是下降,浮为浮散,沉为重镇等作用。大抵具有升阳发表、祛风散寒、涌吐、开窍等功效的药物,多上行向外,其性升浮,升浮者为阳;而具有泻下、清热、利尿、重镇安神、潜阳熄风、消导积滞、降逆、收敛等功效的药物,多下行向内,其性皆沉降,沉降者为阴。

总之,治疗疾病,就是根据病证的阴阳偏胜偏衰情况,确定治疗原则。再结合药物性能的阴阳属性,选择相应的药物,以纠正由疾病引起的阴阳失调状态,从而达到治愈疾病之目的。

2·2　五行学说

五行,即是木、火、土、金、水五种物质的运动。我国古代人民在长期的生活和生产实践中,认识到木、火、土、金、水是不可缺少的最基本物质,故五行最初称作"五材"。如《左传》说:"天生五材,民并用之,废一不可。"《尚书》中说得更清楚:"水火者,百姓之所饮食也;金木者,百姓之所兴作也;土者,万物之所资生,是为人用。"

五行学说,是在"五材"说的基础上,进一步引申为世界上的一切事物,都是由木、火、土、金、水五种基本物质之间的运动变化而生成的。如《国语·郑语》说:"故先王以土与金、木、水、火杂,以成百物。"同时,还以五行之间的生、克关系来阐释事物之间的相互联系,认为任何事物都不是孤立的、静止的,而是在不断相生、相克的运动之中维持着协调平衡的。这既是五行学说的基本含义,也是属于我国古代唯物辩证观的主要依据。

中医学理论体系在其形成过程中,受到五行学说的极其深刻影响,它同阴阳学说一样,也已成为中医学独特理论体系的组成部分,在历史上对中医学术的发展起了深远的影响。

2·2·1　五行学说的基本内容

2·2·1·1　五行的特性　五行的特性,是古人在长期的生活和生产实践中,对木、火、土、金、水五种物质的朴素认识基础上,进行抽象而逐渐形成的理论概念,用以分析各种事物的五行属性和研究事物之间相互联系的基本法则。因此,五行的特性,虽然来自木、火、土、金、水,但实际上已超越了木、火、土、金、水具体物质的本身,而具有更广泛的含义。

　　木的特性:古人称"木曰曲直"。"曲直",实际上是指树木的生长形态,都是枝干曲直,向上向外周舒展。因而引申为具有生长、升发、条达舒畅等作用或性质的事物,均归属于木。

　　火的特性:古人称"火曰炎上"。"炎上",是指火具有温热、上升的特性。因而引申为具有温热、升腾作用的事物,均归属于火。

　　土的特性:古人称"土爰稼穑"。"稼穑",是指土有播种和收获农作物的作用。因而引申为具有生化、承载、受纳作用的事物,均归属于土。故有"土载四行"、"万物土中生,万物土中灭"和"土为万物之母"之说。

　　金的特性:古人称"金曰从革"。"从革",是指"变革"的意思。引申为具有清洁、肃降、收敛等使用的事物,均归属于金。

　　水的特性:古人称"水曰润下"。是指水具有滋润和向下的特性。引申为具有寒凉、滋润、向下运行的事物,均归属于水。

　2•2•1•2　事物的五行属性推演和归类　　五行学说是以五行的特性来推演和归类事物的五行属性的。所以事物的五行属性,并不等同于木、火、土、金、水本身,而是将事物的性质和作用与五行的特性相类比,而得出事物的五行属性。如事物与木的特性相类似,则归属于木;与火的特性相类似,则归属于火;等等。例如:

　　以方位配属五行,则由于日出东方,与木的升发特性相类,故归属于木;南方炎热,与火的炎上特性相类,故归属于火;日落于西,与金的肃降特性相类,故归属于金;北方寒冷,与水的特性相类,故归属于水……

　　以五脏配属五行,则由于肝主升而归属于木,心阳主温煦而归属于火,脾主运化而归属于土,肺主降而归属于金,肾主水而归属于水。

　　事物的五行属性,除了可用上述方法进行取象类比之外,还有间接的推演络绎的方法。如:肝属于木以后,则肝主筋和肝开窍于目的"筋"和"目"亦属于木;心属于火,则"脉"和"舌"亦属于火;脾属于土,则"肉"和"口"亦属于土;肺属于金,则"皮毛"和"鼻"亦属于金;肾属于水,则"骨"和"耳"、"二阴"亦属于水。

　　此外,五行学说还认为属于同一五行属性的事物,都存在着相关的联系。如《素问·阴阳应象大论》所说的"东方生风,风生木,木生酸,酸生肝,肝生筋……"即是说方位的东和自然界的风、木以及酸味的物质都与肝相关。因而也有人认为五行学说是说明人与自然环境统一的基础。现将自然界和人体的五行属性,列简表如下页。

　　事物以五行的特性来分析、归类和推演络绎,把自然界千变万化的事物,归结为木、火、土、金、水的五行系统。对人体来说,也即是将人体的各种组织和功能,归结为以五脏为中心的五个生理、病理系统。

　2•2•1•3　五行的生克乘侮　　五行学说并不是静止地、孤立地将事物归属于五行,而是以五行之间的相生和相克联系来探索和阐释事物之间相互联系、相互协调平衡的整体性和统一性。同时,还以五行之间的相乘和相侮,来探索和阐释事物之间的协调平衡被破坏后的相互影响,这即是五行生克乘侮的主要意义。

　　(1)生克和制化　　相生,是指这一事物对另一事物具有促进、助长和资生的作用;相克,是指这一事物对另一事物的生长和功能具有抑制和制约的作用。相生和相克,在五行学说中认为是自然界的正常现象;对人体生理来说,也是属于正常生理现象。正因为事物之间

自　　然　　界							五	人　　体						
五音	五味	五色	五化	五气	五方	五季	行	五脏	六腑	五官	形体	情志	五声	变动
角	酸	青	生	风	东	春	木	肝	胆	目	筋	怒	呼	握
徵	苦	赤	长	暑	南	夏	火	心	小肠	舌	脉	喜	笑	忧
宫	甘	黄	化	湿	中	长夏	土	脾	胃	口	肉	思	歌	哕
商	辛	白	收	燥	西	秋	金	肺	大肠	鼻	皮毛	悲	哭	咳
羽	咸	黑	藏	寒	北	冬	水	肾	膀胱	耳	骨	恐	呻	栗

存在着相生和相克的联系,才能在自然界维持生态平衡,在人体维持生理平衡,故说"制则生化"。

五行相生的次序是:木生火,火生土,土生金,金生水,水生木。

五行相克的次序是:木克土,土克水,水克火,火克金,金克木。

这样以次相生,以次相克,如环无端,生化不息,维持着事物之间的动态平衡。故《类经图翼》说:"造化之机,不可无生,亦不可无制。无生则发育无由,无制则亢而为害。"

由于五行之间存在着相生和相克的联系,所以从五行中的任何"一行"来说,都存在着"生我"、"我生"和"克我"、"我克"四个方面的联系。

"生我"和"我生",在《难经》中比喻为"母"和"子"的关系。"生我"者为"母","我生"者为"子",所以五行中的相生关系又可称作"母子"关系。如以火为例,由于木生火,故"生我"者为木;由于火生土,故"我生"者为土。这样木为火之"母",土为火之"子";也就是木和火是"母子",而火和土又是"母子"。

"克我"和"我克",在《内经》中称作"所不胜"和"所胜"。即是"克我"者是"所不胜","我克"者是"所胜"。再以火为例,由于火克金,故"我克"者为金;由于水克火,故"克我"者为水。

"生我"、"我生"虽是五行中的相生,但生中有制。如木的"生我"为水,木的"我生"为火;而水又能制火。"克我"和"我克"虽是五行中的相克,但克中有生。如木的"克我"为金,木的"我克"为土,而土又生金。五行学说就是以五行之间这种错综复杂的联系,来说明任何一个事物是受到整体的调节,防止其太过或不及,维持着相对的平衡。以此来阐释自然,即能说明自然气候的正常变迁和自然界的生态平衡;以此来阐释人体,即是机体的生理平衡。

(2)乘侮　五行之间的相乘、相侮,其基本概念首见于《内经》,是指五行之间的生克制化遭到破坏后出现的不正常相克现象。

相乘:乘,即是以强凌弱的意思。五行中的相乘,是指五行中某"一行"对被克的"一行"克制太过,从而引起一系列的异常相克反应。引起相乘的原因,不外乎两个方面:

一是五行中的某"一行"本身过于强盛,因而造成对被克制的"一行"克制太过,促使被克的"一行"虚弱,从而引起五行之间的生克制化异常。例如:木过于强盛,则克土太过,造成土的不足,即称为"木乘土"。

一是五行中的某"一行"本身的虚弱,因而对它"克我""一行"的相克就显得相对增强,而其本身就更衰弱。例如:木本不过于强盛,其克制土的力量也仍在正常范围。但由于土本身的不足,因而形成了木克土的力量相对增强,使土更加不足,即称为"土虚木乘"。

相侮:侮,在这里是指"反侮"。五行中的相侮,是指由于五行中的某"一行"过于强盛,对原来"克我"的"一行"进行反侮,所以反侮亦称反克。例如:木本受金克,但在木特别强盛时,不仅不受金的克制,反而对金进行反侮(即反克),称作"木侮金",这是发生反侮的一个方面。另一方面,也可由金本身的十分虚弱,不仅不能对木进行克制,反而受到木的反侮,称作"金虚木侮"。

相乘和相侮,都是不正常的相克现象,两者之间是既有区别又有联系的。相乘与相侮的主要区别是:前者是按五行的相克次序发生过强的克制,而形成五行间的生克制化异常;后者是与五行相克次序发生相反方向的克制现象,而形成五行间的生克制化异常。两者之间的联系是:在发生相乘时,也可同时发生相侮;发生相侮时,也可同时发生相乘。如:木过强时,既可以乘土,又可以侮金;金虚时,既可受到木的反侮,又可受到火乘,因而相乘与相侮之间存在着密切的联系。《素问·五运行大论》说:"气有余,则制己所胜而侮所不胜;其不及,则己所不胜,侮而乘之,己所胜,轻而侮之。"就是对五行之间相乘和相侮及其相互关系作了很好的说明。

2·2·2　五行学说在中医学中的应用

五行学说在中医学中的应用,主要是以五行的特性来分析研究机体的脏腑、经络等组织器官的五行属性;以五行之间的生克制化来分析研究机体的脏腑、经络之间和各个生理功能之间的相互关系;以五行之间乘侮来阐释病理情况下的相互影响。因此,五行学说在中医学中不仅被用作理论上的阐释,而且亦具有指导临床的实际意义。

2·2·2·1　说明五脏的生理功能及其相互关系

(1) 说明五脏的生理功能　五行学说,将人体的内脏分别归属于五行,以五行的特性来说明五脏的生理功能。

木性可曲可直,枝叶条达,有生发的特性。肝喜条达而恶抑郁,有疏泄的功能,故以肝属木。火性温热,其性炎上。心阳有温煦之功,故以心属火。土性敦厚,有生化万物的特性。脾有运化水谷,输送精微,营养五脏六腑、四肢百骸之功,为气血生化之源,故以脾属土。金性清肃、收敛。肺具清肃之性,肺气以肃降为顺,故以肺属金。水性润下,有寒润、下行、闭藏的特性。肾有藏精、主水等功能,故以肾属水。

五行学说,将人体的脏腑组织结构,分别配属五行,同时又将自然界的五方、五时、五气、五味、五色等与人体的五脏、六腑、五体、五官等联系起来。这样就把人与自然环境统一起来了。如以肝为例:"东方生风,风生木,木生酸,酸生肝,肝生筋……肝主目"(《素问·阴阳应象大论》),这样把自然界的东方、春季、风、酸等,通过五行的木与人体的肝、筋、目联系起来,表达了天人相应的整体观念。

(2) 说明五脏之间的相互关系　五脏的功能活动不是孤立的,而是互相联系着的。五脏的五行归属,不仅阐明了五脏的功能特性,而且还运用五行生克制化的理论,来说明脏腑生理功能的内在联系,即五脏之间既有相互资生的关系,又有相互制约的关系。

五脏相互资生的关系:肝生心就是木生火,如肝藏血以济心;心生脾就是火生土,如心阳以温脾;脾生肺就是土生金,如"脾气散精,上归于肺";肺生肾就是金生水,如肺金清肃下行以助肾水；肾生肝就是水生木，如肾藏精以滋养肝的阴血等。这就是用五行相生的理论来阐释五脏相互资生的关系。

五脏相互制约的关系：《素问·五脏生成论》说："心……其主肾也。""肺……其主心也。""脾……其主肝也。""肾……其主脾也。"这里所说的"主"，实际上即是指制约，也即是相克。由于"克中有生"、"制则生化"，所以称它为"主"。如《素问集注》说："心主火，而制于肾水，是肾乃心脏生化之主。"以此类推，肺属金，而制于心火，故心为肺之主；脾属土，而制于肝木，故肝为脾之主；肾属水，而制于脾土，故脾为肾之主。这就是用五行相克的理论来阐释五脏相互制约的关系。

综上所述，五行学说在生理方面的应用，可以概括为如下三点：

第一，五脏配五行，五脏又联系着自己所属的五体、五官、五志等，从而把机体各部分联结在一起，形成了中医学的以五脏为中心的生理病理体系，体现了人体的整体观。

第二，根据五行生克制化规律，阐释机体肝、心、脾、肺、肾五个系统之间相互联系、相互制约的关系，进一步确立了人体是一个完整的有机整体的基本观念。

第三，以五脏为中心的五行归属，说明人体与外在环境之间相互联系的统一性。

总之，五行学说应用于生理，就在于说明人体脏腑组织之间，以及人体与外在环境之间相互联系的统一性。

2·2·2·2　说明五脏病变的相互影响　五行学说不仅可用以说明在生理情况下脏腑间的互相联系，而且也可用以说明在病理情况下脏腑间的互相影响。

五脏在生理上相互联系，在病理上也必然相互影响，本脏之病可以传至他脏，他脏之病也可以传至本脏，这种病理上的相互影响称为传变。以五行学说来说明五脏疾病的传变，可以分为相生关系的传变和相克关系的传变。

（1）相生关系的传变　包括"母病及子"和"子病犯母"两个方面。

母病及子，是指疾病的传变，从母脏传及子脏。如肾属水，肝属木，水能生木，故肾为母脏，肝为子脏，肾病及肝，即是母病及子。临床上常见的"肝肾精血不足"和"水不涵木"，都属于母病及子的范围。这是由于先有肾精不足，然后累及肝脏，而致肝血不足，从而形成肝肾精血不足；由于先有肾水不足，不能滋养肝木，从而形成肝肾阴虚，肝阳上亢，故称"水不涵木"。

子病犯母，又可称"子盗母气"，是指疾病的传变，从子脏传及母脏。如肝属木，心属火，木能生火，故肝为母脏，心为子脏；心病及肝，即是子病犯母，或称"子盗母气"。临床上常见的心肝血虚和心肝火旺，都属于子病犯母的范围。这是由于先有心血不足，然后累及肝脏，而致肝血不足，从而形成心肝血虚；由于先有心火旺盛，然后累及肝脏，引动肝火，从而形成心肝火旺。

（2）相克关系的传变　包括"相乘"和"相侮"（即"反侮"）两个方面。

相乘是相克太过为病。相克太过有两种情况：一种是由于一方的力量过强，而致被克的一方受到过分的克伐；另一种是由于被克的一方本身虚弱，不能任受对方的克伐，从而也可出现克伐太过的病理现象。如以木和土的相克关系而言，前者称为"木乘土"；后者称作"土虚木乘"。这两类相克太过的原因虽然不同，但其结果均可导致一方太过和一方不及。如临床上常见的肝气横逆犯胃、犯脾，均属于"相乘"致病的范围。

相侮，又称反侮，即是相克的反向而致病。形成相侮亦有两种情况：一种是由于一方太盛,不仅不受克己的一方所克制,而且对克己的一方进行反克;另一种是由于一方的虚弱,丧失克制对方的能力,反而受到被克一方的克制,从而也导致反克的病理现象。这两种相侮的原因虽然有所不同,但其结果也均是一方的不足和一方的太过。如以金克木的关系而言,肺属金,肝属木,在正常生理情况下,肺金的肃降,有制约肝气、肝火上升的作用,故称金克木。如在肺金不足或肝的气火上逆情况下,即可出现"左升太过,右降不及"的肝气、肝火犯肺的反克病理变化。

相乘与相侮,都是相克的异常而致病。《素问·五运行大论》说:"气有余,则制己所胜而侮所不胜,其不足,则己所不胜,侮而乘之;己所胜,轻而侮之。"即是对相乘和相侮的概括说明。

总之,五行学说认为五脏病变时的相互传变,均可以五行间的生克乘侮规律来阐明。并认为按相生规律传变时,母病及子的病情较轻浅,如《难经经释》说:"邪扶生气而来,虽进而易退。"子病犯母时的病情较深重,如《难经经释》说:"受我之气者,其力方旺,还而相克,来势必甚。"按相克规律传变时,相乘时的病情较深重,如《难经经释》说:"所不胜,克我也。脏气本已相制,而邪气扶其力而来,残削必甚,故为贼邪。"相侮时的病情较轻浅,如《难经经释》说:"所胜,我克也。脏气受制于我,则邪气不能深入,故为微邪。"

但是,必须指出:五脏之间的相互联系,是以它们之间的生理功能上的相互影响、相互作用、相互配合,以达到协调平衡。因此,事实上并不能完全用五行之间的生克规律来阐释。在疾病的情况下,又由于受邪的性质不同、患者禀赋的强弱,以及各个疾病本身的发生发展规律的差异,所以疾病时的五脏传变,也并不完全按照五行的生克乘侮的规律以次相传。正如《素问·玉机真脏论》有"然其卒发者,不必治于传,或其传化有不以次"的论述。可见在《内经》时代,已认识到对于疾病的传变,不能受五行的生克乘侮规律所束缚,从实际情况出发,才能真正把握住疾病的传变规律,有效地为防病治病服务。汉·张仲景在《伤寒论》中所阐释的六经传变,清·叶天士在《温热论》中所阐释的卫气营血传变,都是从临床实际出发,在广泛的临床实践中总结出来的传变规律。

2·2·2·3　用于诊断和治疗

(1) 用于诊断　人体是一个有机整体,内脏有病可以反映到体表,"有诸内者,必形诸外",故曰:"视其外应,以知其内脏,则知所病矣。"(《灵枢·本脏》)

当内脏有病时,人体内脏功能活动及其相互关系的异常变化,可以反映到体表相应的组织器官,出现色泽、声音、形态、脉象等诸方面的异常变化,由于五脏与五色、五音、五味等都归属于五行,这即是五行学说在诊断中的应用。所以说:"上古使僦贷季,理色脉而通神明,合之金、木、水、火、土、四时、八风、六合,不离其常,变化相移,以观其妙。欲知其要,则色脉是矣。"(《素问·移精变气论》)因此,在临床诊断疾病时,就可以综合望、闻、问、切四诊所得的材料,根据五行的归属及其生克乘侮的变化规律,来推断病情。正如《难经·六十一难》所说:"望而知之者,望见其五色,以知其病。闻而知之者,闻其五音,以别其病。问而知之者,问其所欲五味,以知其病所起所在也。切脉而知之者,诊其寸口,视其虚实,以知其病,病在何脏腑也。"如面见青色,喜食酸味,脉见弦象,可以诊断为肝病;面见赤色,口味苦,脉象洪,可以诊断为心火亢盛。脾虚的病人,面见青色,为木来乘土;心脏病人,面见黑色,为水来克火,等等。

由于内脏精气的华彩外现于颜面,所以古人很重视面部的色诊。"天有五气,食人入鼻,藏于五脏,上华面颊。肝青心赤,脾脏色黄,肺白肾黑,五脏之常,脏色为主,时色为客,春青夏赤,秋白冬黑,长夏四季,色黄常则,客胜主善,主胜客恶。"(《医宗金鉴·四诊心法》)如果色诊与脉诊结合起来应用,从客观上能够大致反映出疾病的状况,故曰:"能合脉色,可以万全。"(《素问·五脏生成篇》)但从色脉来判断病情又与五行生克有关,"见其色而不得其脉,反得其相胜之脉,则死矣。得其相生之脉,则病已矣"(《灵枢·邪气脏腑病形》)。"色脉相合,青弦赤洪,黄缓白浮,黑沉乃平。已见其色,不得其脉,得克则死,得生则生。"(《医宗金鉴·四诊心法》)如肝病色青见弦脉,为色脉相符,如果不得弦脉反见浮脉则属相胜之脉,即克色之脉(金克木),为逆;若得沉脉则属相生之脉,即生色之脉(水生木),为顺。

(2)用于治疗　控制疾病的传变:疾病的传变,多见一脏受病,波及他脏而致疾病发生传变。因此,在治疗时,除对所病本脏进行处理外,还应根据五行的生克乘侮规律,来调整各脏之间的相互关系,如有太过者,泻之;不及者,补之,以控制其传变,有利于恢复正常的功能活动。如肝脏有病,可通过生克乘侮规律影响到心、脾、肺、肾,又可由心、脾、肺、肾的疾病影响至肝而得病。若肝气太过,木旺必克土,此时应先健脾胃以防其传变,脾胃不伤,则病不传,易于痊愈。所以说:"见肝之病,则知肝当传之与脾,故先实其脾气。"(《难经·七十七难》)"实其脾气",就是健脾,调补脾脏之意。木旺克土,肝病传脾,必须补脾以防传变。这是用五行生克乘侮理论阐述疾病传变规律和确定预防性治疗措施。至于能否传变,则取决于脏腑的功能状态,即五脏虚则传,实则不传。所以说:"见肝之病,知肝传脾,当先实脾,四季脾旺不受邪,即勿补之。"(《金匮要略)》

在临床工作中,我们既要掌握疾病在发展传变过程中的生克乘侮关系,借以根据这种规律及早控制传变和指导治疗,防患于未然,又要根据具体病情而辨证施治,切勿把它当作刻板的公式,而机械地套用。

确定治疗原则和方法:五行学说也可用以确定治疗原则和制订治疗方法。

根据相生规律确定治疗原则:临床上运用相生规律来治疗疾病,其基本治疗原则是补母和泻子,即所谓:"虚则补其母,实则泻其子。"(《难经·六十九难》)

所谓补母,主要用于母子关系的虚证,如肾阴不足,不能滋养肝木,而致肝阴不足者,称为水不生木或水不涵木。其治疗,不直接治肝,而补肾之虚。因为肾为肝母,肾水生肝木,所以补肾水以生肝木。又如肺气虚弱发展到一定程度,可影响脾之健运而导致脾虚。脾土为母,肺金为子,脾土生肺金,所以可用补脾气以益肺气的方法治疗。针灸疗法,凡是虚证,可补其所属的母经或母穴,如肝虚证取用肾经合穴(水穴)阴谷,或本经合穴(水穴)曲泉来治疗。这些虚证,利用母子关系治疗,即所谓"虚则补其母",补母能令子实。

所谓泻子,主要用于母子关系的实证。如肝火炽盛,有升无降,出现肝实证时,肝木是母,心火是子,这种肝之实火的治疗,可采用泻心法,泻心火有助于泻肝火。针灸疗法,凡是实证,可泻其所属的子经或子穴。如肝实证可取心经荥穴(火穴)少府,或本经荥穴(火穴)行间治疗。这就是"实则泻其子"的意思。

临床上运用相生规律来治疗,除母病及子、子盗母气外,还有单纯子病,均可用母子关系加强相生力量。所以相生的治法,主要是掌握母子关系,它的原则是"虚则补其母","实则泻其子"。凡母病及子,先有母的症状;子病犯母、子盗母气,先有子的症状;或单纯一脏的疾病,均可按照"补母泻子"的原则来论治。

根据相生规律确定的治疗方法,常用的有以下几种:

滋水涵木法：是滋养肾阴以养肝阴的方法，又称滋肾养肝法，滋补肝肾法。适用于肾阴亏损而肝阴不足，以及肝阳偏亢之证。

益火补土法：是温肾阳而补脾阳的一种方法，又称温肾健脾法，温补脾肾法。适用于肾阳式微而致脾阳不振之证。

这里必须说明，就五行生克关系而言，心属火、脾属土。火不生土应当是心火不生脾土。但是，从命门学说兴起以来，一般所说的"火不生土"多是指命门之火（肾阳）不能温煦脾土的脾肾阳虚之证，很少指心火与脾阳的关系。

培土生金法：是用补脾益气而补益肺气的方法，又称补养脾肺法。适用于脾胃虚弱，不能滋养肺脏而肺虚脾弱之候。

金水相生法：是滋养肺肾阴虚的一种治疗方法，又称补肺滋肾法，滋养肺肾法。金水相生是肺肾同治的方法，有"金能生水，水能润金之妙"（《时病论》）。适用于肺虚不能输布津液以滋肾，或肾阴不足，精气不能上滋于肺，而致肺肾阴虚者。

又如根据相克规律确定治疗原则：临床上由于相克规律的异常而出现的病理变化，虽有相克太过、相克不及和反克之不同，但总的来说，可分强弱两个方面，即克者属强，表现为功能亢进；被克者属弱，表现为功能衰退。因而治疗上同时采取抑强扶弱的手段，并侧重在制其强盛，使弱者易于恢复。若一方虽强盛而尚未发生克伐太过现象时，必要时也可利用这一规律，预先加强被克者的力量，以防止病情的发展。

抑强可用于相克太过。如肝气横逆，犯胃克脾，出现肝脾不调、肝胃不和之证，称为木旺克土，用疏肝平肝为主。或者木本克土，反为土克，称为反克，亦叫反侮，如脾胃湿热或寒湿壅滞，影响肝的条达，当以运脾和胃为主。抑制其强者，则被克者的功能自然易于恢复。

扶弱可用于相克不及。如肝之虚，影响脾胃健运，称为木不疏土，治宜和肝为主，兼顾健脾，以加强双方的功能。

运用五行生克规律来治疗，必须分清主次，或者治母为主，兼顾其子；治子为主，兼顾其母。或是抑强为主，扶弱为辅；扶弱为主，抑强为辅。但是又要从矛盾双方的力量对比来考虑，以免顾此失彼。

根据相克规律确定的治疗方法，常用的有以下几种：

抑木扶土法：是以疏肝健脾药治疗肝旺脾虚的一种方法。又称疏肝健脾法，平肝和胃法，调理肝脾法。适用于木旺乘土，木不疏土之证。

培土制水法：是用温运脾阳或温肾健脾药以治疗水湿停聚为病的一种方法，又称敦土利水法，温肾健脾法。适用于脾虚不运，水湿泛滥而致水肿胀满之证。若肾阳虚衰，不能温煦脾阳，则肾不主水，脾不制水，水湿不化，这是水反克土，治当温肾为主，兼顾健脾。

佐金平木法：是清肃肺气以抑制肝木的一种治疗方法，又称泻肝清肺法。临床上多用于肝火偏盛，影响肺气清肃之证。

泻南补北法：即泻心火滋肾水，又称泻火补水法，滋阴降火法。适用于肾阴不足，心火偏旺，水火不济，心肾不交之证。因心主火，火属南方；肾主水，水属北方，故称泻南补北，这是水不制火。但必须指出，肾为水火之脏，肾阴虚亦能使相火偏旺，也称水不制火，这种属于一脏本身水火阴阳的偏盛偏衰，不能与五行生克的水不克火相提并论。

五行学说在治疗上的应用是比较广泛的，它不但适用于药物治疗方面，也同样指导着针灸疗法或精神疗法等。

在针灸疗法上,针灸医家将手足十二经四肢末端的穴位分属于五行,即井、荥、俞、经、合五种穴位分属于木、火、土、金、水,临床根据不同的病情以五行生克乘侮规律进行选穴治疗。

精神疗法主要用于情志疾病。情志生于五脏,五脏之间有着生克关系,所以情志之间也存在这种关系。由于在生理上人的情态变化有着相互抑制的作用,在病理上和内脏有密切关系,故在临床上可以用情志的相互制约关系来达到治疗的目的。如:"怒伤肝,悲胜怒……喜伤心,恐胜喜……思伤脾,怒胜思……忧伤肺,喜胜忧……恐伤肾,思胜恐。"(《素问·阴阳应象大论》)

悲为肺志,属金;怒为肝志,属木。金能克木,所以悲胜怒。

恐为肾志,属水;喜为心志,属火。水能克火,所以恐胜喜。

怒为肝志,属木;思为脾志,属土。木能克土,所以怒胜思。

喜为心志,属火;忧为肺志,属金。火能克金,所以喜胜忧。

思为脾志,属土;恐为肾志,属水。土能克水,所以思胜恐。

可以看出,临床上依据五行生克规律确定治疗方法,确有其一定的实用价值。但是,应当指出,并非所有的疾病都可从五行生克这一规律来治疗,有些疾病需要用的就用,不需要用的就不用,绝不要机械地生搬硬套。换言之,在临床上既要正确地掌握五行生克的规律,又要根据具体病情进行辩证论治。

综上所述,阴阳学说和五行学说均属于唯物辩证观的哲学,渗透到医学领域后,促进了中医药学理论体系的形成和发展,并且还贯穿于整个中医药学理论体系的各个方面,成为中医药学理论体系的一个重要组成部分。

阴阳学说和五行学说,虽然各有特点,是两种学说,但两者之间是有关联的,在医学领域中是综合运用的。阴阳学说和五行学说,均是以阴阳、五行的各自属性及其各自相互联系的法则为理论指导,以临床可见的各种生理、病理现象为客观指标,去分析、研究、探讨和阐释人体内在脏腑、经络等的生理功能和病理变化的。所以说,阴阳学说和五行学说在医学领域中是综合运用的。

阴阳学说着重以"一分为二"的观点来说明相对事物或一个事物的两个方面存在着相互对立制约、互根互用、消长平衡和转化的关系。阴阳学说用以解释宇宙,则认为整个宇宙即是一个对立的统一体;用以解释人体,就把人体看作是由各种对立的组织结构、功能活动所组成的统一体;用以解释人和自然的关系,则就认为人和自然又是一个对立着的统一体。

五行学说着重以"五"为基数来阐释事物之间生克制化的相互关系。五行学说用以解释宇宙,则认为整个宇宙是由木、火、土、金、水五种基本物质的生克制化所组成的整体;用以解释人体,就以五行配属五脏、五官、五体、五志等来阐释其间相互生克制化的整体;用以解释人和自然的关系,则认为自然界的五运、六气、五方、五季、五化等都内应脏腑,人体脏腑的生理活动与自然环境之间同样存在着生克制化的相互关系,而是一个整体。

由于人的生命活动、人和自然的关系是非常复杂的,其间还有许多东西还未被人们所发现和认识,而且阴阳学说、五行学说又受到历史社会条件的限制,还不能完全解释人体的生理活动,所以在医学领域中,非常强调二者综合运用,试图对人的生命活动得到较好的阐释。如《类经图翼》说:"五行即阴阳之质,阴阳即五行之气。气非质不立,质非气不行。行也者,所以行阴阳之气也。"这就充分说明了在实际运用中,论阴阳则往往联系到五行,言五行则必及阴阳。如在探讨脏腑功能时,不仅脏腑可以分阴阳,各脏都有阴阳,而且各脏生理功能之间,确也存在着相互生克制化的关系。反之,以五行的生克制化来探讨五脏之间相互关系时,又离不开五脏阴阳之间的相互联结和制约。因此,在分析研究和探讨脏腑生理活动和病理变化时,必须把阴阳和五行结合起来,才有利于正确认识脏腑之间的相互关系。

此外,又须指出,阴阳五行学说,是属我国古代的辩证唯物观,但不能否认还受到社会历史的限制,而存在着相当的局限性。因此,我们在研究人体生命活动、生理功能和病理变化时,不能停留于阴阳或五行的抽象概念,必须从实际出发,认真研究各种生理功能和病理变化,才能更实际、更具体地继承和发展中医药学,为保卫人类健康做出贡献。

3 藏 象

　　"藏象"二字,首见于《素问·六节藏象论》。藏,是指藏于体内的内脏;象,是指表现于外的生理、病理现象。如张景岳在《类经》中说:"象,形象也。藏居于内,形见于外,故曰藏象。"

　　藏象学说,即是通过对人体生理、病理现象的观察,研究人体各个脏腑的生理功能、病理变化及其相互关系的学说。藏象学说,在中医学理论体系中占有极其重要的地位,对于阐明人体的生理和病理,指导临床实践具有普遍的指导意义。

　　藏象学说,是以脏腑为基础。脏腑,是内脏的总称。按照脏腑的生理功能特点,可分为脏、腑、奇恒之腑三类:脏,即心、肺、脾、肝、肾,合称为"五脏";腑,即胆、胃、小肠、大肠、膀胱、三焦,合称为"六腑";奇恒之腑,即脑、髓、骨、脉、胆、女子胞(子宫)。

　　五脏的共同生理特点,是化生和贮藏精气;六腑的共同生理特点,是受盛和传化水谷;奇恒之腑,即是指这一类腑的形态及其生理功能均有异于"六腑",不与水谷直接接触,而是一个相对密闭的组织器官,而且还具有类似于脏的贮藏精气的作用,因而称为奇恒之腑。所以,《素问·五藏别论》说:"所谓五藏者,藏精气而不泻也,故满而不能实。六腑者,传化物而不藏,故实而不能满也。所以然者,水谷入口,则胃实而肠虚;食下,则肠实而胃虚。故曰,实而不满,满而不实也。"这里指出的"满"和"实",主要是针对精气和水谷的各自特点而言,如王冰说:"精气为满,水谷为实。五脏但藏精气,故满而不实;六腑则不藏精气,但受水谷,故实而不能满也。"脏与腑的这些区别,并不仅仅是说明其生理上的功能特点,而且也具有指导临床实践的意义。如脏病多虚,腑病多实;脏实者可泻其腑,腑虚者可补其脏等,至今仍不失为指导临床的准则。

　　藏象学说的形成,主要有三个方面:一是古代的解剖知识。如《灵枢·经水》说:"夫八尺之士,皮肉在此,外可度量切循而得之,其死,可解剖而视之。其脏之坚脆,腑之小大,谷之多少,脉之长短,血之清浊……皆有大数。"为脏腑学说的形成,在形态学方面奠定基础。二是长期来对人体生理、病理现象的观察。例如,皮肤受凉而感冒,会出现鼻塞、流涕、咳嗽等症状,因而认识了皮毛、鼻和肺之间存在着密切的联系。三是反复的医疗实践,从病理现象和治疗效应来分析和反证机体的某些生理功能。例如,许多眼疾,从肝着手治疗而获愈,久之,便得出了"肝开窍于目"的理论;再如在使用某些补肾药物后,可以加速骨折的愈合,因而认识到肾的精气有促进骨骼生长的作用,从而产生"肾主骨"之说。

　　藏象学说的主要特点,是以五脏为中心的整体观。这一个整体观,主要体现在:

　　以脏腑分阴阳,一阴一阳相为表里,脏与腑是一个整体。如心与小肠、肺与大肠、脾与胃、肝与胆、肾与膀胱以及心包与三焦相为表里。一脏一腑相为表里的主要依据是:经络循行路线的阴阳相对和相互络属;某一脏与某一腑之间在生理功能上的紧密联系。

　　五脏与形体诸窍联结成一个整体。五脏各有外候,与形体诸窍各有特定的联系,这是藏象学说整体观的又一具体体现。按照藏象学说的理论,心,其华在面,其充在血脉,开窍于舌;肺,其华在毛,其充在皮,开窍于鼻;脾,其华在唇四白,其充在肌,开窍于口;肝,其华在爪,其充在筋,开窍于目;肾,其华在发,其充在骨,开窍于耳和二阴。

五脏的生理活动与精神情志密切相关。人的精神情志与意识思维活动,是大脑的功能,这在《内经》等文献中已有所记载。但是,在藏象学说中,则认为人的精神情志和意识思维活动,与五脏的生理活动具有密切的关系。由于五脏的生理活动能够统率全身整体的生理功能,所以认为大脑的生理功能正常,有赖于五脏生理功能的平衡协调。五脏的功能活动异常,则大脑的精神情志和意识思维活动也必受其影响;反之,精神情志和意识思维活动的失常,也势必反作用于五脏,从而影响五脏的生理功能,因此,《素问·宣明五气篇》中所说的"心藏神、肺藏魄、肝藏魂、脾藏意、肾藏志",并不是不认识大脑的生理功能,而是进一步把人的精神意识和思维活动加以科学地分类,探讨其与各脏生理活动的关系。

五脏生理功能之间的平衡协调,是维持机体内在环境相对恒定的重要环节;同时,通过五脏与形体诸窍的联系、五脏与精神情志活动的关系,来沟通体内外环境之间的联系,维系着体内外环境之间的相对平衡协调。

综上所述,藏象学说的形成,虽有一定的古代解剖知识为基础,但其发展,主要是基于"有诸内,必形诸外"的观察研究方法,因而其观察分析的结果,必然大大地超越了人体解剖学的脏腑范围,形成了独特的生理和病理的理论体系。因此,藏象学说中的心、肺、脾、肝、肾等脏腑的名称,虽与现代人体解剖学的脏器名称相同,但在生理、病理的含义中,却不完全相同。中医藏象学说中一个脏腑的生理功能,可能包含着现代解剖生理学中几个脏器的生理功能;而现代解剖生理学中的一个脏器的生理功能,亦可能分散在藏象学说的某几个脏腑的生理功能之中。这是因为藏象学说中的脏腑,不单纯是一个解剖学的概念,更重要的则是概括了人体某一系统的生理和病理学概念。

3·1 五脏

五脏,是心、肺、脾、肝、肾的合称。五脏的生理功能,虽然各有专司,但心脏的生理功能是起着主宰的作用。五脏之间各种生理功能活动的相互依存、相互制约和相互协调平衡,主要是以阴阳五行学说的理论为基础来进行阐释的。

3·1·1 心

心居于胸腔,膈膜之上,圆而尖长,形似倒垂的未开莲蕊,有心包卫护于外。心为神之居、血之主、脉之宗,在五行属火,起着主宰生命活动的作用,故《素问·灵兰秘典论》称之为"君主之官"。心的生理功能主要有两方面:一是主血脉,二是主神志。心开窍于舌,其华在面,在志为喜,在液为汗。手少阴心经与手太阳小肠经在心与小肠之间相互络属,故心与小肠相为表里。

3·1·1·1 心的主要生理功能

(1)主血脉 心主血脉,包括主血和主脉两个方面:全身的血,都在脉中运行,依赖于心脏的搏动而输送到全身,发挥其濡养的作用,故《素问·五脏生成篇》说:"诸血者,皆属于心。"脉,即血脉,又可称经脉,为血之府。脉是血液运行的通道,脉道的通利与否,营气和血液的功能健全与否,直接影响着血液的正常运行,故《灵枢·决气》说:"壅遏营气,令无所避,是谓脉。"由此可见,《素问·痿论》所说的"心主身之血脉"和《素问·六节藏象论》所说的"心者,其充在血脉",是针对心脏、脉和血液所构成的一个相对独立系统而言。这个系统的生理功能都属于心所主,都有赖于心脏的正常搏动。因此,心脏的搏动是否正常,是起着十分关键的作用的。

心脏的正常搏动,在中医学理论上认为主要依赖于心气。心气充沛,才能维持正常的心力、心率和心律,血液才能在脉内正常地运行,周流不息,营养全身,而见面色红润光泽,脉象和缓有力等外在的表现。血液的正常运行,也有赖于血液本身的充盈。如果血衰少,血脉空虚,同样也能直接影响心脏的正常搏动和血液的正常运行。所以,血液的正常运行,必须以心气充沛,血液充盈和脉道通利为其最基本的前提条件。如果心气不足、血液亏虚、脉道不利,势必形成血流不畅,或血脉空虚,而见面色无华,脉象细弱无力等外在表现,甚则发生气血瘀滞,血脉受阻,而见面色灰暗,唇舌青紫,心前区憋闷和刺痛,以及脉象结、代、促、涩等外在表现。

(2) 主神志　心主神志,即是心主神明,或称心藏神。神有广义和狭义之分。广义的神,是指整个人体生命活动的外在表现,如整个人体的形象以及面色、眼神、言语、应答、肢体活动姿态等,无不包含于神的范围。换句话说,凡是机体表现于外的"形征",都是机体生命活动的外在反映,也就是通常所说的"神气"。《素问·移精变气论》说的"得神者昌,失神者亡"就是指这种广义的神。狭义的神,即是心所主之神志,是指人的精神、意识、思维活动。由于人的精神、意识和思维活动不仅仅是人体生理功能的重要组成部分,而且在一定条件下,又能影响整个人体各方面生理功能的协调平衡,所以《素问·灵兰秘典论》说:"心者,君主之官也,神明出焉。"《灵枢·邪客》说:"心者,五脏六腑之大主也,精神之所舍也。"

人的精神、意识和思维活动,是大脑的生理功能,即大脑对外界事物的反映。这早在《内经》已有明确的论述。但在中医学脏象中则将人的精神、意识、思维活动不仅归属于五脏,而且主要归属于心的生理功能。《灵枢·本神》说:"所以任物者谓之心。"任,是接受、担任之义,即是具有接受外来信息的作用。古人之所以把心称作"五脏六腑之大主",是与心主神明的功能分不开的。所以张介宾在《类经》中指出:"心为脏腑之主,而总统魂魄,并该意志,故忧动于心则肺应,思动于心则脾应,怒动于心则肝应,恐动于心则肾应,此所以五志唯心所使也。"又说:"情志之伤,虽五脏各有所属,然求其所由,则无不从心而发。"人的精神意识思维活动,虽可分属于五脏,但主要归属于心主神明的生理功能。因此,心主神明的生理功能正常,则精神振奋,神志清晰,思考敏捷,对外界信息的反应灵敏和正常。如果心主神志的生理功能异常,即可出现精神意识思维的异常,而出现失眠、多梦、神志不宁,甚至谵狂;或可出现反应迟钝、健忘、精神萎顿,甚则昏迷、不省人事等临床表现。

心主神志的生理功能与心主血脉的生理功能密切相关。血液是神志活动的物质基础。正因为心具有主血脉的生理功能,所以才具有主神志的功能。如《灵枢·本神》说:"心藏脉,脉舍神。"《灵枢·营卫生会》又说:"血者,神气也。"因此,心主血脉的功能异常,亦必然出现神志的改变。

3·1·1·2　心的在志、在液、在体和在窍

(1) 在志为喜　心在志为喜,是指心的生理功能和精神情志的"喜"有关。藏象学说认为,人对外界信息引起情志变化,是由五脏的生理功能所化生,故把喜、怒、忧、思、恐称作五志,分属于五脏。《素问·天元纪大论》说:"人有五脏化五气,以生喜、怒、思、忧、恐。"《素问·阴阳应象大论》说:"在脏为心……在志为喜。"这是说五志之中,喜为心之志。喜,一般说来,对外界信息的反应,是属于良性的刺激,有益于心主血脉等生理功能,所以《素问·举痛论》说:"喜则气和志达,营卫通利。"但是,喜乐过度,则又可使心神受伤。《灵枢·本神》说:"喜乐者,神惮散而不藏。"从心主神志的生理功能状况来分析,又有太过与不及的变化,

一般说来,心主神志的功能过亢,则使人喜笑不止;心主神志的功能不及,则使人易悲。如《素问·调经论》所说:"神有余则笑不休,神不足则悲。"但由于心为神明之主,不仅喜能伤心,而且五志过极,均能损伤心神。所以《灵枢·邪气脏腑病形》又说:"愁忧恐惧则伤心。"《素问·本病论》亦说:"忧愁思虑则伤心。"

(2) 在液为汗　汗液,是津液通过阳气的蒸腾气化后,从玄府(汗孔)排出之液体。所以《素问·阴阳别论》说:"阳加于阴谓之汗。"吴瑭《温病条辨》也说:"汗也者,合阳气阴精蒸化而出者也。"汗液的排泄,还有赖于卫气对腠理的开阖作用:腠理开,则汗液排泄;腠理闭,则无汗。由于汗为津液所化生,血与津液又同出一源,因此有"汗血同源"之说。而血又为心所主,故有"汗为心之液"之称。

(3) 在体合脉、其华在面　脉是指血脉。心合脉,即是指全身的血脉都属于心。华,是光彩之义。其华在面,即是心的生理功能是否正常,可以显露于面部的色泽变化。由于头面部的血脉极为丰富,如《灵枢·邪气脏腑病形》说:"十二经脉,三百六十五络,其血气皆上于面而走空窍。"所以心气旺盛,血脉充盈,面部红润有泽;心气不足,则可见面色㿠白、晦滞;血虚则面色无华;血瘀则面色青紫等。故《素问·五脏生成篇》也说:"心之合脉也,其荣色也。"

(4) 在窍为舌　在窍,即是开窍(下同)。心开窍于舌,是指舌为心之外候,又称舌为"心之苗"。舌的功能是主司味觉和表达语言,所以《灵枢·忧恚无言》说:"舌者,音声之机也。"舌的味觉功能,和正确地表达语言,有赖于心主血脉和心主神志的生理功能,如果心的生理功能异常,可导致味觉的改变和舌强语謇等病理现象。所以《灵枢·脉度》说:"心气通于舌,心和则舌能知五味矣。"由于舌面无表皮覆盖,血管又极其丰富,因此,从舌质的色泽可以直接察知气血的运行和判断心主血脉的生理功能。心开窍于舌,是古代医家通过长期对生理、病理现象的观察而得出的理论,而且《灵枢·经脉》说:"手少阴之别……循经入心中,系舌本。"故《素问·阴阳应象大论》说:"心主舌",心"在窍为舌"。心的功能正常,则舌体红活荣润,柔软灵活,味觉灵敏,语言流利。若心有病变,可以从舌上反映出来。如心的阳气不足,则舌质淡白胖嫩;心的阴血不足,则舌质红绛瘦瘪;心火上炎则舌红,甚至生疮;若心血瘀阻,则舌质暗紫或有瘀斑;心主神志的功能异常,则舌卷、舌强、语謇或失语等。

总之,在藏象学说中,心的生理功能,不仅包括心、血、脉在内的完整的循环系统,而且还包括主宰精神、意识和思维活动。《素问·六节脏象论》说:"心者,生之本,神之变也,其华在面,其充在血脉。"即是对心的主要生理功能的简明概括。

【附】心包络

心包络,简称心包,又可称"膻中",是包在心脏外面的包膜,具有保护心脏的作用。心包的形态和部位,古人也有描述。《医学正传》说:"心包络,实乃裹心之包膜也,包于心外,故曰心包络也。"《医贯》亦说:"心之下有心包络,即膻中也,象如仰盂,心即居其中。"心居包络之中,膻中在心之外,所以《内经》比之为心之宫城,如《灵枢·胀论》说:"膻中者,心主之宫城也。"在经络学说中,手厥阴经属于心包络,与手少阳三焦经相为表里,故心包络亦称为脏。但在藏象学说中,认为心包络是心之外围,有保护心脏的作用,所以外邪侵袭于心,首先包络受病。《灵枢·邪客》说:"心者,五脏六腑之大主,精神之所舍也,其脏坚固,邪弗能容。容之则心伤,心伤则神去,神去则死矣。故诸邪之在于心者,皆在于心之包络。"所以,在温病学说中,将外感热病中出现的神昏、谵语等症,称之为"热入心包"或"蒙蔽心包"。

3·1·2　肺

肺位于胸腔,左右各一。由于肺位最高,故称"华盖"。因肺叶娇嫩,不耐寒热,易被邪侵,故又称"娇藏"。为魄之处、气之主,在五行属金。肺的主要生理功能是:主气、司呼吸,主宣发肃降,通调水道,朝百脉而主治节,以辅佐心脏调节气血的运行。肺上通喉咙,外合皮毛,开窍于鼻,在志为忧,在液为涕。手太阴肺经与手阳明大肠经相互络属于肺与大肠,故肺与大肠为表里。

3·1·2·1　肺的主要生理功能

(1) 主气、司呼吸　肺的主气功能包括:主一身之气和呼吸之气。

肺主一身之气,是指一身之气都归属于肺,由肺所主。《素问·五脏生成》说:"诸气者,皆属于肺。"陈修园《医学实在易》说:"气通于肺脏,凡脏腑经络之气,皆肺气之所宣。"肺主一身之气,首先体现于气的生成方面,特别是宗气的生成,主要依靠肺吸入的清气与脾胃运化的水谷精气相结合。因此,肺的呼吸功能健全与否,直接影响着宗气的生成,也影响着全身之气的生成。其次,肺主一身之气,还体现于对全身的气机具有调节作用。肺的呼吸运动,即是气的升降出入运动。肺有节律地一呼一吸,对全身之气的升降出入运动起着重要的调节作用。

肺主呼吸之气,是指肺是体内外气体交换的场所,通过肺的呼吸,吸入自然界的清气,呼出体内的浊气,实现了体内外气体的交换。通过不断的呼浊吸清,吐故纳新,促进着气的生成,调节着气的升降出入运动,从而保证了人体新陈代谢的正常进行。《素问·阴阳应象大论》说:"天气通于肺。"肺主一身之气和呼吸之气,实际上都隶属于肺的呼吸功能。肺的呼吸均匀和调,是气的生成和气机调畅的根本条件。反之,呼吸功能失常,必然影响宗气的生成和气的运动,肺主持一身之气和呼吸之气的作用也就减弱;如果肺丧失了呼吸的功能,清气不能吸入,浊气不能排出,人的生命活动也就终结。所以说,肺主一身之气的作用,主要取决于肺的呼吸功能。但是,气的不足和升降出入运动的异常,以及血的运行和津液的输布排泄异常,均可影响及肺的呼吸运动,而出现呼吸的异常。

(2) 主宣发和肃降　所谓"宣发",即是宣发和布散,也就是肺气向上的升宣和向外周的布散。所谓"肃降",即是清肃、洁净和下降,也就是肺气向下的通降和使呼吸道保持洁净的作用。

肺主宣发的生理作用,主要体现于三个方面:一是通过肺的气化,排出体内的浊气。二是将脾所转输的津液和水谷精微,布散到全身,外达于皮毛,即是《灵枢·决气》所说的"上焦开发,宣五谷味,熏肤、充身、泽毛,若雾露之溉,是谓气"。三是宣发卫气,调节腠理之开合,将代谢后的津液化为汗液,排出体外。因此,肺失于宣散,即可出现呼气不利,胸闷,咳喘,以及鼻塞、喷嚏和无汗等病理现象。

肺主肃降的生理作用,主要体现于三个方面:一是吸入自然界的清气。二是由于肺位最高,为华盖之脏,故将肺吸入的清气和由脾转输至肺的津液和水谷精微向下布散。三是肃清肺和呼吸道内的异物,以保持呼吸道的洁净。因此,肺失于肃降,即可出现呼吸短促或表浅、咳痰、咯血等病理现象。

肺的宣发和肃降,是相反相成的矛盾运动。在生理情况下相互依存和相互制约;在病理情况下,则又常常相互影响。所以说,没有正常的宣发,就没有很好的肃降;没有很好的肃降,也必然会影响正常的宣发。宣发与肃降正常,则气道通畅,呼吸调匀,体内外气体得以正常交换。如果二者的功能失去协调,就会发生"肺气失宣"或"肺失肃降"的病变,而出现喘、咳、肺气上逆之证。所以《素问·脏气法时论》说:"肺苦气上逆。"《素问·至真要大论》亦说:

"诸气膹郁,皆属于肺。"

(3) 通调水道　通,即疏通;调,即调节;水道,是水液运行和排泄的道路。肺的通调水道功能,是指肺的宣发和肃降对体内水液的输布、运行和排泄起着疏通和调节的作用。肺主宣发,不但将津液和水谷精微宣发至全身,而且主司腠理的开合,调节汗液的排泄;肺气肃降,不但将吸入之清气下纳于肾,而且也将体内的水液不断地向下输送,而成为尿液生成之源,经肾和膀胱的气化作用,生成尿液而排出体外。这就是肺在调节水液代谢中的作用,也就是肺的通调水道的生理功能。所以说"肺主行水"和"肺为水之上源"。如果肺的通调水道功能减退,就可发生水液停聚而生痰、成饮,甚则水泛为肿等病变。

(4) 朝百脉、主治节　朝,即聚会的意思;肺朝百脉,即是指全身的血液,都通过经脉而聚会于肺,通过肺的呼吸,进行气体的交换,然后再输布到全身。《素问·经脉别论》说:"食气入胃,浊气归心,淫精于脉,脉气流经,经气归于肺,肺朝百脉,输精于皮毛。"

全身的血和脉,均统属于心,心脏的搏动,是血液运行的基本动力。而血的运行,又依赖于气的推动,随着气的升降而运行至全身。肺主一身之气,由于肺主呼吸,调节着全身的气机,所以血液的运行,亦有赖于肺气的敷布和调节。《医学真传·气血》说:"人之一身,皆气血之所循行。气非血不和,血非气不运。"

"治节",即治理和调节。肺主治节,出自《素问·灵兰秘典论》的"肺者,相傅之官,治节出焉"。肺的治节作用,主要体现于四个方面:一是肺主呼吸,人体的呼吸运动是有节奏地一呼一吸;二是随着肺的呼吸运动,治理和调节着全身的气机,即是调节着气的升降出入的运动;三是由于调节着气的升降出入运动,因而辅助心脏,推动和调节血液的运行;四是肺的宣发和肃降,治理和调节津液的输布、运行和排泄。因此,肺主治节,实际上是对肺的主要生理功能的高度概括。

3·1·2·2　肺的在志、在液、在体和在窍

(1) 在志为忧　以五志分属五脏来说,则肺在志为忧。《素问·阴阳应象大论》说:"在脏为肺……在志为忧。"忧和悲的情志变化,虽略有不同,但其对人体生理活动的影响是大体相同的,因而忧和悲同属肺志。忧愁和悲伤,均属于非良性刺激的情绪反映,它对于人体的主要影响,是使气不断地消耗,如《素问·举痛论》说:"悲则气消……悲则心系急,肺布叶举,而上焦不通,营卫不散,热气在中,故气消矣。"由于肺主气,所以悲忧易于伤肺。反之,在肺虚时,机体对外来非良性刺激的耐受性就会下降,而易于产生悲忧的情绪变化。

(2) 在液为涕　涕是由鼻粘膜分泌的粘液,并有润泽鼻窍的功能。鼻为肺窍,《素问·宣明五气》说:"五脏化液……肺为涕。"在正常情况下,鼻涕润泽鼻窍而不外流。若肺寒,则鼻流清涕;肺热,则涕黄浊;肺燥,则鼻干。

(3) 在体合皮、其华在毛　皮毛,包括皮肤、汗腺、毫毛等组织,是一身之表。依赖于卫气和津液的温养和润泽,成为抵御外邪侵袭的屏障。由于肺主气属卫,具有宣发卫气,输精于皮毛等生理功能,故《素问·五脏生成》说:"肺之合皮也,其荣毛也。"肺的生理功能正常,则皮肤致密,毫毛光泽,抵御外邪侵袭的能力亦较强;反之,肺气虚,宣发卫气和输精于皮毛的生理功能减弱,则卫表不固,抵御外邪侵袭的能力就低下,可出现多汗和易于感冒,或皮毛憔悴枯槁等现象。由于肺和皮毛相合,所以在外邪侵犯皮毛,腠理闭塞,卫气郁滞的同时,也常常影响及肺,而致肺气不宣;外邪侵肺,肺气不宣时,也同样能引起腠理闭塞,卫气郁滞等病理变化。在中医学中把汗孔称作"气门",即是,汗孔不仅是排泄由津液所化之汗液,实

际上也是随着肺的宣散和肃降进行着体内外的气体交换,所以唐容川在《医经精义》中指出,皮毛亦有"宣肺气"的作用。

（4）在窍为鼻　肺开窍于鼻,鼻与喉相通而联于肺,鼻和喉是呼吸的门户,故有"鼻为肺之窍"、"喉为肺之门户"的说法。鼻的嗅觉与喉部的发音,都是肺气的作用。所以肺气和、呼吸利,则嗅觉灵敏,声音能彰。《灵枢·脉度》说:"肺气通于鼻,肺和则鼻能知臭香矣。"正由于肺开窍于鼻而与喉直接相通,所以外邪袭肺,多从鼻喉而入;肺的病变,也多见鼻、喉的证候,如鼻塞、流涕、喷嚏、喉痒、音哑和失音等。

3·1·3　脾

脾位于中焦,在膈之下。它的主要生理功能是主运化、升清和统摄血液。足太阴脾经与足阳明胃经,相互络属于脾胃,脾和胃相为表里。脾和胃同属于消化系统的主要脏器,机体的消化运动,主要依赖于脾和胃的生理功能。机体生命活动的持续和气血津液的生化,都有赖于脾胃运化的水谷精微,而称脾胃为气血生化之源,"后天之本"。故《素问·灵兰秘典论》说:"脾胃者,仓廪之官,五味出焉。"脾开窍于口,其华在唇,在五行属土,在志为思,在液为涎,主肌肉与四肢。

3·1·3·1　脾的主要生理功能

（1）主运化　运,即转运输送;化,即消化吸收。脾主运化,是指脾具有把水谷（饮食物）化为精微,并将精微物质转输至全身的生理功能。脾的运化功能,可分为运化水谷和运化水液两个方面。

运化水谷　运化水谷,即是对饮食物的消化和吸收。饮食入胃后,对饮食物的消化和吸收,实际上是在胃和小肠内进行的。但是,必须依赖于脾的运化功能,才能将水谷化为精微。同样,也有赖于脾的转输和散精功能,才能把水谷精微"灌溉四旁"和布散至全身。如《素问·经脉别论》说的"食气入胃,散精于肝……浊气归心,淫精于脉"和"饮入于胃,游溢精气,上输于脾,脾气散精,上归于肺"等,都是说明饮食物中营养物质的吸收,全赖于脾的转输和散精功能。脾的这种生理功能,也即是《素问·厥论》所说的"脾主为胃行其津液者也"。因此,脾的运化水谷精微功能旺盛,则机体的消化吸收功能才能健全,才能为化生精、气、血、津液提供足够的养料,才能使脏腑、经络、四肢百骸,以及筋肉皮毛等组织得到充分的营养,而进行正常的生理活动。反之,若脾的运化水谷精微的功能减退,即称作脾失健运,则机体的消化吸收功能即因之而失常,而出现腹胀、便溏、食欲不振,以至倦怠、消瘦和气血生化不足等病变。所以说:脾胃为后天之本,气血生化之源。

运化水液　运化水液,也有人称作"运化水湿",是指对水液的吸收、转输和布散作用,是脾主运化的一个组成部分。饮食物中营养物质的吸收,多属于液态状物质,所谓运化水液的功能,即是对被吸收的水谷精微中多余水分,能及时地转输至肺和肾,通过肺、肾的气化功能,化为汗和尿排出体外。因此,脾的运化水液功能健旺,就能防止水液在体内发生不正常停滞,也就能防止湿、痰、饮等病理产物的生成。反之,脾的运化水液功能减退,必然导致水液在体内的停滞,而产生湿、痰、饮等病理产物,甚则导致水肿。所以,《素问·至真要大论》说:"诸湿肿满,皆属于脾。"这也就是脾虚生湿,脾为生痰之源和脾虚水肿的发生机理。

运化水谷和水液,是脾主运化功能的两个方面,二者可分而不可离。脾的运化功能,不仅是脾的主要生理功能,而且对于整个人体的生命活动,至关重要,故称脾胃为"后天之本",气血生化之源。这实际上是对饮食营养和消化吸收功能的重要生理意义,在理论上的高度概括。所以,李中梓在《医宗必读》中说:"一有此身,必资谷气,谷入于胃,洒陈于六腑而气至,和调于五脏而血生,而人资之以为生者也,故曰后天之本在脾。"

脾胃为"后天之本",在防病和养生方面也有着重要意义。如李东垣在《脾胃论·脾胃盛衰论》中说:"百病皆由脾胃衰而生也。"故在日常生活中不仅要注意饮食营养,而且要善于保护脾胃;如在患病时,针对病情进行忌口,用药时也要顾及脾胃等,都是脾胃为"后天之本"在防病和养生中的具体体现。

(2) 主升清　脾的运化功能,是以升清为主。所谓"升清"的升,是指脾气的运动特点,以上升为主,故又说"脾气主升"。"清",是指水谷精微等营养物质。"升清",即是指水谷精微等营养物质的吸收和上输于心、肺、头目,通过心肺的作用化生气血,以营养全身。故说"脾以升为健"。升和降是脏腑气机的一对矛盾运动。脾的升清,是和胃的降浊相对而言,也就是升清和降浊相对而言,这是一个方面。另一方面,脏腑之间的升降相因,协调平衡是维持人体内脏相对恒定于一定位置的重要因素。因此,脾的升清功能正常,水谷精微等营养物质才能吸收和正常输布,正如李东垣所强调的脾气升发,则元气充沛,人体始有生生之机;同时,也由于脾气的升发,才能使机体内脏不致下垂。若脾气不能升清,则水谷不能运化,气血生化无源,可出现神疲乏力、头目眩晕、腹胀、泄泻等症;故《素问·阴阳应象大论》说:"清气在下,则生飧泄。"脾气(中气)下陷,则可见久泄脱肛,甚或内脏下垂等病症。

(3) 主统血　脾主统血,统,是统摄、控制的意思,即是脾有统摄血液在经脉之中流行,防止逸出脉外的功能。《难经·四十二难》说:"脾裹血,温五脏。"这里的裹,即是指脾具有包裹血液,勿使外逸的意思,实际上也就是指脾有统血的功能。脾统血的主要机理,实际上是气的固摄作用。如沈目南《金匮要略注》说:"五脏六腑之血,全赖脾气统摄。"脾之所以能统血,与脾为气血生化之源密切相关。脾的运化功能健旺,则气血充盈,而气的固摄作用也较健全,而血液也不会逸出脉外而致出血;反之,脾的运化功能减退,则气血生化无源,气血虚亏,气的固摄功能减退,而导致出血。但是,由于脾主升清,脾气主升,所以在习惯上,多以便血、尿血、崩漏等称作脾不统血。

3·1·3·2　脾的在志、在液、在体和在窍

(1) 在志为思　脾在志为思,思,即思考、思虑,是人体精神意识思维活动的一种状态。如《灵枢·本神》说:"因志而存变谓之思。"思,虽为脾之志,但亦与心主神明有关,故有"思出于心,而脾应之"之说。正常的思考问题,对机体的生理活动并无不良的影响,但在思虑过度、所思不遂等情况下,就能影响机体的正常生理活动。其中最主要的是影响气的正常运动,导致气滞和气结,所以《素问·举痛论》说:"思则心有所存,神有所归,正气留而不行,故气结矣。"从影响脏腑生理功能来说,最明显的是脾的运化功能,由于气结于中,影响了脾的升清,所以思虑过度,常能导致不思饮食,脘腹胀闷,头目眩晕等症。

(2) 在液为涎　涎为口津,唾液中较清稀的称作涎。它具有保护口腔粘膜,润泽口腔的作用,在进食时分泌较多,有助于食品的吞咽和消化。《素问·宣明五气》说"脾为涎",故有涎出于脾而溢于胃之说。在正常情况下,涎液上行于口,但不溢于口外。若脾胃不和,则往往导致涎液分泌急剧增加,而发生口涎自出等现象,故说脾在液为涎。

(3) 在体合肌肉、主四肢　《素问·痿论》说"脾主身之肌肉",这是由于脾胃为气血生化之源,全身的肌肉,都需要依靠脾胃所运化的水谷精微来营养,才能使肌肉发达丰满,臻于健壮,正如《素问集注·五脏生成篇》所说:"脾主运化水谷之精,以生养肌肉,故主肉。"因此,人

体肌肉的壮实与否,与脾胃的运化功能相关,脾胃的运化功能障碍,必致肌肉瘦削,软弱无力,甚至萎弱不用。这也是《素问·痿论》所说"治痿独取阳明"的主要理论依据。

四肢与躯干相对而言,是人体之末,故又称"四末"。人体的四肢,同样需要脾胃运化的水谷精微等营养,以维持其正常的生理活动。四肢的营养输送,全赖于清阳的升腾宣发,故《素问·阴阳应象大论》说:"清阳实四肢。"脾主运化和升清,因此,脾气健运,则四肢的营养充足,而活动也轻劲有力;若脾失健运,清阳不升,布散无力,则四肢的营养不足,可见倦怠无力,甚或萎弱不用。所以《素问·太阴阳明论》说:"四肢皆禀气于胃而不得至经,必因于脾乃得禀也。今脾病不能为胃行其津液,四肢不得禀水谷气,气日以衰,脉道不利,筋骨肌肉皆无气以生,故不用焉。"即是说明四肢的功能正常与否,与脾的运化水谷精微和升清功能是否健旺密切相关。

(4) 在窍为口,其华在唇　脾开窍于口,口腔是消化道的最上端。开窍于口,系指饮食口味等与脾运化功能有密切关系。口味的正常与否,全赖于脾胃的运化功能,也即是脾的升清与胃的降浊是否正常。脾胃健运,则口味正常,而增进食欲。所以《灵枢·脉度》说:"脾气通于口,脾和则口能知五谷矣。"若脾失健运,则可出现口淡无味、口甜、口腻、口苦等口味异常的感觉,从而影响食欲。

口唇的色泽,与全身的气血是否充盈有关。由于脾为气血生化之源,所以口唇的色泽是否红润,不但是全身气血状况的反映,而且实际上也是脾胃运化水谷精微的功能状态的反映。所以《素问·五脏生成篇》说:"脾之合肉也,其荣唇也。"

3·1·4　肝

肝位于腹部,横膈之下,右胁之内。肝为魂之处,血之藏,筋之宗。肝在五行属木,主动,主升。所以《素问·灵兰秘典论》说:"肝者,将军之官,谋虑出焉。"《素问·六节脏象论》说:"肝者,罢极之本,魂之居也。"肝的主要生理功能是主疏泄和主藏血。肝开窍于目,主筋,其华在爪,在志为怒,在液为泪。肝与胆,不仅是足厥阴肝经与足少阳胆经相互络属于肝胆之间,而且肝与胆本身也直接相连,而为表里。

3·1·4·1　肝的主要生理功能

(1) 主疏泄　肝主疏泄,疏,即疏通;泄,即发泄、升发。肝的疏泄功能反映了肝为刚脏,主升、主动的生理特点,是调畅全身气机,推动血和津液运行的一个重要环节。肝的疏泄功能,主要表现在以下三个方面:

调畅气机　气机,即气的升降出入运动。机体的脏腑、经络、器官等的活动,全赖于气的升降出入运动。由于肝的生理特点是主升、主动,这对于气机的疏通、畅达、升发,是一个重要的因素。因此,肝的疏泄功能是否正常,对于气的升降出入之间的平衡协调,起着调节作用。肝的疏泄功能正常,则气机调畅,气血和调,经络通利,脏腑、器官等的活动也就正常和调。如果肝的疏泄功能异常,则可出现两个方面的病理现象:一是肝的疏泄功能减退,即是肝失疏泄,则气的升发就显现不足,气机的疏通和畅达就会受到阻碍,从而形成气机不畅、气机郁结的病理变化,出现胸胁、两乳或少腹等某些局部的胀痛不适等病理现象;二是肝的升发太过,则气的升发就显现过亢,气的下降就不及,从而形成肝气上逆的病理变化,出现头目胀痛、面红目赤、易怒等病理表现。气升太过,则血随气逆,而导致吐血、咯血等血从上溢的病理变化。甚则可以导致猝然昏不知人,称为气厥,亦即《素问·生气通天论》所说的"阳气者,大怒则形气绝,而血菀于上,使人薄厥"。

　　血的运行和津液的输布代谢,亦有赖于气的升降出入运动。因此,气机的郁结,会导致血行的障碍,形成血瘀,或为癥积、肿块,在妇女则可导致经行不畅、痛经、闭经等。气机的郁结,也会导致津液的输布代谢障碍,产生痰、水等病理产物,或为痰阻经络而成痰核,或为水停而成鼓胀。

　　促进脾胃的运化功能　脾胃的运化功能正常与否的一个极重要环节,是脾的升清与胃的降浊之间是否协调平衡,而肝的疏泄功能,又和脾胃的升降密切相关。肝的疏泄功能正常,是脾胃正常升降的一个重要条件。如肝的疏泄功能异常,则不仅能影响脾的升清功能,在上则为眩晕,在下则为飧泄;而且还能影响及胃的降浊功能,在上则为呕逆嗳气,在中则为脘腹胀满疼痛,在下则为便秘。前者称作肝气犯脾,后者称作肝气犯胃,二者可统称为“木旺乘土”。肝的疏泄,有助于脾胃的运化功能,还体现于胆汁的分泌与排泄。胆与肝相连,胆汁是肝之余气,积聚而成。胆汁的分泌与排泄,实际上也是肝主疏泄功能的一个方面,肝的疏泄正常,则胆汁能正常地分泌和排泄,有助于脾胃的运化功能。肝气郁结,则可影响胆汁的分泌与排泄,而出现胁下胀满、疼痛、口苦、纳食不化,甚则黄疸等症。所以,《素问·宝命全形论》说:“土得木而达。”《血证论》也说:“木之性主于疏泄,食气入胃,全赖肝木之气以疏泄之,而水谷乃化;设肝之清阳不升,则不能疏泄水谷,渗泄中满之症,在所不免。”

　　调畅情志　情志活动,是属于心主神明的生理功能,但亦与肝的疏泄功能密切相关。这是因为,正常的情志活动,主要依赖于气血的正常运行,情志异常对机体生理活动的重要影响,也在于干扰正常的气血运行。《素问·举痛论》所说的“百病生于气也”,就是针对情志所伤,影响气机的调畅而言。所以,肝的疏泄功能具有调畅情志的作用,实际上是调畅气机功能所派生的。肝的疏泄功能正常,则气机调畅,气血和调,心情就易于开朗;肝的疏泄功能减退,则肝气郁结,心情易于抑郁,稍受刺激,即抑郁难解;肝的升泄太过,阳气升腾而上,则心情易于急躁,稍有刺激,即易于发怒,这是肝的疏泄功能对情志的影响。反之,在反复的持久的情志异常情况下,亦会影响肝的疏泄功能,而导致肝气郁结,或升泄太过的病理变化。

　　此外,妇女的排卵和月经来潮、男子的排精,与肝的疏泄功能也有密切的关系。

　　(2) 主藏血　肝藏血是指肝有贮藏血液和调节血量的生理功能。肝的藏血功能,主要体现于肝内必须贮存一定的血量,以制约肝的阳气升腾,勿使过亢,以维护肝的疏泄功能,使之冲和条达。其次,肝的藏血,亦有防止出血的重要作用。因此,肝不藏血,则不仅可出现肝血不足,阳气升泄太过等病变,而且还可导致出血。但是,肝的藏血功能,还包含着调节人体各部分血量的分配,特别是对外周血量的调节起着主要的作用。在正常生理情况下,人体各部分的血量,是相对恒定的。但是随着机体活动量的增减、情绪的变化,以及外界气候的变化等因素,人体各部分的血量也随之而有所改变。当机体活动剧烈或情绪激动时,肝脏就把所贮存的血液向机体的外周输布,以供机体的需要。当人体在安静休息及情绪稳定时,由于全身活动量少,机体外周的血液需要量相对减少,部分血液便藏之于肝。所以《素问·五脏生成篇》说:“故人卧血归于肝。”王冰注释说:“肝藏血,心行之,人动则血运于诸经,人静则血归于肝脏。”由于肝脏对血液有贮藏和调节作用,所以人体各部分的生理活动,皆与肝有密切关系。如果肝脏有病,藏血功能失常,不仅会引起血虚或出血,而且也能引起机体许多部分的血液濡养不足的病变。如肝血不足,不能濡养于目,则两目干涩昏花,或为夜盲;若不能濡养于筋,则筋脉拘急,肢体麻木,屈伸不利等。所以《素问·五脏生成》说:“肝受血而能视,足受血而能步,掌受血而能握,指受血而能摄。”肝的贮藏血液与调节血量的功能,还体现于女子的月经来潮。所以肝血不足或肝不藏血时,即可引起月经量少,甚则闭经,或月经量多,甚则崩漏等症。

　　肝的调节血量功能,是以贮藏血液为前提的,只有充足的血量贮备,才能有效地进行调节。但是将贮藏于肝内之血输布于外周的作用,实际上是肝的疏泄功能在血液运行方面的一种表现。所以《血证论》说:"以肝属木,木气冲和调达,不致遏郁,则血脉通畅。"贮存于肝内的血液才能向外周布散。因此,肝的调节血量功能,必须是藏血与疏泄功能之间的协调平衡,才能完成。如果升泄太过或藏血功能减退,则可导致各种出血;疏泄不及,肝气郁结,则又可导致血瘀。

　　此外,藏象学说中还有"肝藏魂"之说。魂乃神之变,是神所派生的,如《灵枢·本神》说:"随神往来者,谓之魂。"《类经》注云:"魂之为言,如梦寐恍惚,变幻游行之境,皆是也。"魂和神一样,都是以血为其主要物质基础的,心由于主血,故藏神;肝藏血,故藏魂。所以《灵枢·本神》又说:"肝藏血,血舍魂。"肝的藏血功能正常,则魂有所舍。若肝血不足,心血亏损,则魂不守舍,可见惊骇多梦、卧寐不安、梦游、梦呓以及出现幻觉等症。

　　3·1·4·2　肝的在志、在液、在体和在窍

　　(1) 在志为怒　肝在志为怒,怒是人们在情绪激动时的一种情志变化。怒对于机体的生理活动来说,一般是属于一种不良的刺激,可使气血上逆,阳气升泄,故《素问·举痛论》说:"怒则气逆,甚则呕血、飧泄,故气上矣。"由于肝主疏泄,阳气升发,为肝之用,故说肝在志为怒。如因大怒,则势必造成肝的阳气升发太过,故又说"怒伤肝"。反之,肝的阴血不足,肝的阳气升泄太过,则稍有刺激,即易发怒。如《素问·脏气法时论》说:"肝病者,两胁下痛引小腹,令人善怒。"《杂病源流犀烛》更进一步指出:"治怒为难,惟平肝可以治怒,此医家治怒之法也。"

　　(2) 在液为泪　肝开窍于目,泪从目出,故《素问·宣明五气》说:"肝为泪。"泪有濡润眼睛,保护眼睛的功能。在正常情况下,泪液的分泌,是濡润而不外溢,但在异物侵入目中时,泪液即可大量分泌,起到清洁眼目和排除异物的作用。在病理情况下,则可见泪液的分泌异常。如肝的阴血不足时两目干涩,实质上即是泪液的分泌不足;如在风火赤眼,肝经湿热等情况下,可见目眵增多,迎风流泪等症。此外在极度悲哀的情况下,泪液的分泌也可大量增多。如《灵枢·口问》说:"悲哀愁忧则心动,心动则五脏六腑皆摇,摇则宗脉感,宗脉感则泪道开,泪道开故泣涕出焉。"

　　(3) 在体合筋,其华在爪　筋即筋膜,附着于骨而聚于关节,是联结关节、肌肉的一种组织。故《素问·五脏生成》说:"诸筋者,皆属于节。"筋和肌肉的收缩和弛张,即是肢体、关节运动的屈伸或转侧。《灵枢·九针论》说的"肝主筋"和《素问·痿论》说的"肝主身之筋膜",主要是由于筋膜有赖于肝血的滋养。故《素问·经脉别论》说:"食气入胃,散精于肝,淫气于筋。"肝的血液充盈,才能养筋;筋得其所养,才能运动有力而灵活。《素问·六节脏象论》称肝为"罢极之本",也就是说,肢体运动的能量来源,全赖于肝的藏血充足和调节血量的作用。如果肝的气血衰少,筋膜失养,则表现为筋力不健,运动不利,故《素问·上古天真论》说:"丈夫……七八,肝气衰,筋不能动。"此外,肝的阴血不足,筋失所养,还可出现手足震颤、肢体麻木、屈伸不利,甚则瘈疭等症。故《素问·至真要大论》说:"诸风掉眩,皆属于肝。"

　　爪,即爪甲,包括指甲和趾甲,乃筋之延续,故称"爪为筋之余"。肝血的盛衰,可影响爪甲的荣枯。《素问·五脏生成》说:"肝之合筋也,其荣爪也。"肝血充足,则爪甲坚韧明亮,红

润光泽。若肝血不足,则爪甲软薄,枯而色夭,甚则变形脆裂。

(4) 在窍为目　目又称"精明",是视觉器官。如《素问·脉要精微论》说:"夫精明者,所以视万物、别白黑、审短长。"肝的经脉上联于目系,目的视力,有赖于肝气之疏泄和肝血之营养,故说:"肝开窍于目。"如《素问·五脏生成》说:"肝受血而能视。"《灵枢·脉度》亦说:"肝气通于目,肝和则目能辨五色矣。"但还须指出,五脏六腑之精气皆上注于目,因此,目与五脏六腑都有内在联系,如《灵枢·大惑论》说:"五脏六腑之精气,皆上注于目而为之精。精之窠为眼,骨之精为瞳子,筋之精为黑眼,血之精为络,其窠气之精为白眼,肌肉之精为约束,裹撷筋骨血气之精而与脉并为系,上属于脑,后出于项中。"后世医家在此基础上发展为"五轮"学说,给眼科的辨证论治打下一定的基础。

由于肝与目的关系非常密切,因而肝的功能是否正常,往往可以从目上反映出来。如肝之阴血不足,则两目干涩,视物不清或夜盲;肝经风热,则可见目赤痒痛;肝火上炎,则可见目赤生翳;肝阳上亢,则头目眩晕;肝风内动,则可见目斜上视等。

3·1·5　肾

肾位于腰部,脊柱两旁,左右各一,故《素问·脉要精微论》说:"腰者,肾之府。"由于肾藏有"先天之精",为脏腑阴阳之本,生命之源,故称肾为"先天之本"。肾在五行属水。它的主要生理功能为藏精,主生长、发育、生殖和水液代谢;肾主骨生髓,外荣于发,开窍于耳和二阴,在志为恐与惊,在液为唾。由于足少阴肾经与足太阳膀胱经相互络属于肾与膀胱,肾与膀胱在水液代谢方面亦直接相关,故肾与膀胱相为表里。

3·1·5·1　肾的主要生理功能

(1) 藏精,主生长、发育与生殖　藏精,是肾的主要生理功能。即是说,肾对于精气具有闭藏的作用。肾对于精气的闭藏,主要是为精气在体内能充分发挥其应有的生理效应,创造良好的条件,不使精气无故流失,影响机体的生长、发育和生殖能力。故《素问·六节脏象论》说:"肾者主蛰,封藏之本,精之处也。"

精气是构成人体的基本物质,也是人体生长发育及各种功能活动的物质基础,故《素问·金匮真言论》说:"夫精者,生之本也。"肾所藏的精气包括"先天之精"和"后天之精"。"先天之精"是禀受于父母的生殖之精。它与生俱来,是构成胚胎发育的原始物质,即是《灵枢·本神》所说的"生之来,谓之精"。所以称"肾为先天之本"。"后天之精"是指出生以后,来源于摄入的饮食物,通过脾胃运化功能而生成的水谷之精气,以及脏腑生理活动中化生的精气通过代谢平衡后的剩余部分,藏之于肾,故《素问·上古天真论》说:"肾者主水,受五脏六腑之精而藏之。"

"先天之精"与"后天之精"的来源虽然有异,但均同归于肾,二者是相互依存、相互为用的。"先天之精"有赖于"后天之精"的不断培育和充养,才能充分发挥其生理效应;"后天之精"的化生,又依赖于"先天之精"的活力资助。二者相辅相成,在肾中密切结合而组成肾中精气。肾中精气的主要生理效应是促进机体的生长、发育和逐步具备生殖能力。《素问·上古天真论》说:"女子七岁,肾气盛,齿更,发长;二七而天癸至,任脉通,太冲脉盛,月事以时下,故有子;三七,肾气平均,故真牙生而长极;四七,筋骨坚,发长极,身体盛壮;五七,阳明脉衰,面始焦,发始堕;六七,三阳脉衰于上,面皆焦,发始白;七七,任脉虚,太冲脉衰少,天癸竭,地道不通,故形坏而无子也。丈夫八岁,肾气实,发长齿更;二八,肾气盛,天癸至,精气溢泻,阴阳和,故能有子;三八,肾气平均,筋骨劲强,故真牙生而长极;四八,筋骨隆盛,肌肉满壮;五八,肾气衰,发堕齿槁;六八,阳气衰竭于上,面焦,发鬓斑白;七八,肝气衰,筋不能动,天癸竭,精少,肾脏衰,形体皆极;八八,则齿发去。"

《素问·上古天真论》的这一段论述,明确地指出了机体生、长、壮、老、已的自然规律,与肾中精气的盛衰密切相关。人在出生以后,由于"先天之精"不断地得到"后天之精"的培育,肾中精气逐渐亦有所充盛,出现了幼年时期的齿更发长等生理现象,随着肾中精气的不断充盛,发展到一定阶段,产生了一种促进性腺发育成熟的物质,称作"天癸",于是男子就产生精子,女子就按期排卵,月经来潮,性腺的发育渐趋成熟,具备了生殖能力,人也进入了青春期。以后,随着肾中精气由充盛而逐渐趋向衰退,天癸的生成亦随之而减少,甚至逐渐耗竭,性腺亦逐渐衰退,生殖能力亦随之而下降,以至消失,人也就从中年而转入老年。同时,明确地指出了以齿、骨、发的生长状况,作为观察肾中精气盛衰的标志,亦即作为判断机体生长发育和衰老的标志,至今仍有极高的科学价值。此外,由于较全面地阐明了肾中精气的盛衰决定着机体的生、长、壮、老、已,因此,对于防治某些先天性疾病、生长发育不良、生殖功能低下和防止衰老等,均有较普遍的指导意义。

肾中精气,是机体生命活动之本,对机体各方面的生理活动均起着极其重要的作用。为了在理论和实践上全面阐明肾中精气的生理效应,概括为肾阴和肾阳两个方面:对机体各个脏腑组织器官起着滋养、濡润作用的称为肾阴;对机体各个脏腑组织器官起着推动、温煦作用的称为肾阳。肾阴和肾阳,又称元阴和元阳、真阴和真阳,是机体各脏阴阳的根本,二者之间,相互制约、相互依存、相互为用,维护着各脏阴阳的相对平衡。如果由于某些原因,这种相对平衡遭到破坏而又不能自行恢复时,即能形成肾阴虚或肾阳虚,出现内热、眩晕、耳鸣、腰膝酸软、遗精、舌质红而少津等肾阴虚证候,或是出现疲惫乏力、形寒肢冷、腰膝冷痛和萎弱、小便清长或不利或遗尿失禁、舌质淡,以及性功能减退和水肿等肾阳虚的证候。

由于肾阴和肾阳是各脏阴阳之本,故在肾的阴阳失调时,会因此而导致其它各脏的阴阳失调。如肝失去肾阴的滋养,即称作"水不涵木",可出现肝阳上亢,甚则肝风内动;心失肾阴的上承,则可引起心火上炎,或导致心肾阴虚;肺失去肾阴的滋养,则可出现咽燥、干咳、潮热、升火等肺肾阴虚之证;脾失去肾阳的温煦,则可出现五更泄泻、下利清谷等脾肾阳虚之证;心失去肾阳的温煦,则可出现心悸、脉迟、汗出、肢冷、气短等心肾阳虚之证。反之,其它各脏的阴阳失调,日久也必累及于肾,损耗肾中精气,导致肾的阴阳失调,这即是"久病及肾"的理论依据。

由于肾阴和肾阳,均是以肾中精气为其物质基础的,肾的阴虚或阳虚,实质上均是肾中精气不足的表现形式。所以肾阴虚到一定程度的时候,可以累及肾阳,发展为阴阳两虚,称作"阴损及阳";肾阳虚到一定程度的时候,也可累及肾阴,发展为阴阳两虚,称作"阳损及阴"。

此外,还需加以说明的是,肾中精气亏损的表现形式是多种多样的,在一定条件下,肾中精气虽已亏损,但其阴阳失调的状况,却又不很明显,因而称作肾中精气亏损,或可分别称为肾精不足和肾气虚。

（2）主水　肾主水液,主要是指肾中精气的气化功能,对于体内津液的输布和排泄,维持体内津液代谢的平衡,起着极为重要的调节作用,所以《素问·逆调论》称"肾者水脏,主津液"。

在正常生理情况下,津液的代谢,是通过胃的摄入、脾的运化和转输、肺的宣散和肃降、肾的蒸腾气化,以三焦为通道,输送到全身;经过代谢后的津液,则化为汗液、尿液和气排出体外。肾中精气的蒸腾气化,实际上是主宰着整个津液代谢,肺、脾等内脏对津液的气化,均依赖于肾中精气的蒸腾气化;特别是尿液的生成和排泄,更是与肾中精气的蒸腾气化直接相关,而尿液的生成和排泄,在维持体内津液代谢平衡中又起着极其关键的作用,故说肾主水液。如果肾中精气的蒸腾气化失常,则既可引起关门不利,小便代谢障碍而发生尿少、水肿等病理现象,如《素问·水热穴论》所说:"肾者,胃之关也,关门不利,故聚水而从其类也。上下溢于皮肤,故为胕肿。胕肿者,聚水而生病也。"又可引起气不化水,而发生小便清长、尿量大量增多等病理现象。

(3) 主纳气 纳,即固摄、受纳的意思。肾主纳气,是指肾有摄纳肺所吸入的清气,防止呼吸表浅的作用,才能保证体内外气体的正常交换。人体的呼吸功能,虽为肺所主,但必须依赖于肾的纳气作用,《类证治裁·喘症》说:"肺为气之主,肾为气之根,肺主出气,肾主纳气,阴阳相交,呼吸乃和。"肾的纳气功能,实际上就是肾的闭藏作用在呼吸运动中的具体体现。从理论上来说,肺吸入之清气,必须下达于肾。如《难经·四难》说:"呼出心与肺,吸入肾与肝。"但实际上是说明了肺的呼吸要保持一定的深度,有赖于肾的纳气作用。因此,肾的纳气功能正常,则呼吸均匀和调。若肾的纳气功能减退,摄纳无权,呼吸就表浅,可出现动辄气喘,呼多吸少等病理现象。这即称为"肾不纳气"。

3·1·5·2 肾的在志、在液、在体和在窍

(1) 在志为恐 肾在志为恐。恐是人们对事物惧怕的一种精神状态。恐与惊相似,但惊为不自知,事出突然而受惊;恐为自知,俗称胆怯。惊或恐,对机体的生理活动来说,是一种不良的刺激。惊恐属肾,恐为肾之志,但总与心主神明相关。心藏神,神伤则心怯而恐。《素问·举痛论》说的"恐则气下,惊则气乱",即是说明恐和惊的刺激,对机体的气机运行产生不良的影响。"恐则气下",是指人在恐惧的状态中,上焦的气机闭塞不畅,气迫于下焦,则下焦胀满,甚至遗尿。"惊则气乱",是指机体的正常生理活动,遭到一时性的扰乱,出现心神不定,手足无措的现象。如《素问·举痛论》说:"惊则心无所倚,神无所归,虑无所定,故气乱矣。"

(2) 在液为唾 《难经·三十四难》说肾液为唾。唾为口津,唾液中较稠厚的称作唾。唾为肾精所化,咽而不吐,有滋养肾中精气的作用。若多唾或久唾,则易耗损肾中精气。所以古代导引家以舌抵上腭,待津唾满口后,咽之以养肾精。但唾与脾胃亦有关,所以《杂病源流犀烛·诸汗源流》说:"唾为肾液,而肾为胃关,故肾家之唾为病,必见于胃也。"

(3) 在体为骨、主骨生髓,其华在发 肾主骨、生髓的生理功能,实际上是肾中精气具有促进机体生长发育功能的一个重要组成部分。骨的生长发育,有赖于骨髓的充盈及其所提供的营养。《素问·阴阳应象大论》说:"肾生骨髓。"《素问·六节脏象论》说肾"其充在骨",都是说肾中精气充盈,才能充养骨髓,故《素问·四时刺逆从论》说:"肾主身之骨髓。"小儿囟门迟闭,骨软无力,以及老年人的骨质脆弱,易于骨折等,都与肾中精气不足、骨髓空虚有关。

髓,有骨髓、脊髓和脑髓之分,这三者均属于肾中精气所化生。因此,肾中精气的盛衰,不仅是影响骨的生长和发育,而且也影响及脊髓和脑髓的充盈和发育。脊髓上通于脑,髓聚而成脑,故称脑为"髓海"。肾中精气充盈,则髓海得养,脑的发育就健全,就能充分发挥其"精明之府"的生理功能;反之,肾中精气不足,则髓海失养,而形成髓海不足的病理变化。如

《灵枢·海论》说:"髓海有余,则轻劲多力,自过其度;髓海不足,则脑转耳鸣,胫酸眩冒,目无所见,懈怠安卧。"《素问·灵兰秘典论》说的"肾者,作强之官,伎巧出焉",实际上也是指肾中精气主骨生髓生理功能的具体表现。

"齿为骨之余。"齿与骨同出一源,牙齿也由肾中精气所充养,故《杂病源流犀烛·口齿唇舌病源流》说:"齿者,肾之标,骨之本也。"牙齿的生长与脱落,与肾中精气的盛衰密切相关。肾中精气充沛,则牙齿坚固而不易脱落;肾中精气不足,则牙齿易于松动,甚至早期脱落。此外,由于手足阳明经均进入齿中,因此,牙齿的某些病变,也与手足阳明经,肠与胃的生理功能失调有关。

发的生长,全赖于精和血。肾藏精,故说"其华在发"。发的生长与脱落、润泽与枯槁,不仅依赖于肾中精气之充养,而且亦有赖于血液的濡养,故称"发为血之余"。青壮年时,由于精血充盈,则发长而光泽;老年人的精血多虚衰,毛发变白而脱落,一般说来,这是正常规律。但临床所见未老先衰,头发枯萎,早脱早白者,与肾中精气不足和血虚有关。

(4)在窍为耳及二阴 耳是听觉器官。听觉的灵敏与否,与肾中精气的盈亏有密切关系。肾中的精气充盈,髓海得养,则听觉灵敏,分辨力较高,故《灵枢·脉度》说:"肾气通于耳,肾和则耳能闻五音矣。"反之,肾中精气虚衰时,则髓海失养,而可见听力减退,或见耳鸣,甚则耳聋。人到老年,肾中精气多见衰退,听力每多减退。故说肾开窍于耳。

二阴,即前阴(外生殖器)和后阴(肛门)。前阴是排尿和生殖的器官,后阴是排泄粪便的通道。尿液的排泄虽在膀胱,但须依赖肾的气化才能完成。因此,尿频、遗尿、尿失禁、尿少或尿闭,均与肾的气化功能失常有关。至于人的生殖功能,亦为肾所主,已见前述,不再复赘。粪便的排泄,本是大肠的传化糟粕功能,但亦与肾的气化有关,如肾阴不足时,可致肠液枯涸而便秘;肾阳虚损时,则气化无权而致阳虚便秘或阳虚泄泻;肾的封藏失司时,则可见久泄滑脱。故说肾开窍于二阴。

【附】命门

命门一词,最早见于《灵枢·根结》,明确指出:"命门者,目也。"自《难经·三十六难》提出"肾两者,非皆肾也,其左者为肾,右者为命门。命门者,诸神精之所舍,原气之所系也。故男子以藏精,女子以系胞"之后,遂为后世医家所重视,对命门的部位及其生理功能等有所争论,提出种种不同的见解。归纳起来有下列几种,兹摘录如下,以供参考。

(1)右肾为命门说:肾有二枚,左肾为肾,右肾为命门之说,始自《难经》。如《难经·三十九难》说:"其左为肾,右为命门,命门者,诸精神之所舍也。男子以藏精,女子以系胞;其气与肾通。"这是对命门的意义和生理功能作了简要的论述。从这段论述中我们可以看出它包括三方面的意义:其一,是说明命门在人体的重要性,"精神之所舍",是人体生命的根本,是维持生命的门户,故称命门;其二,是指出了它的功能,是具有男子藏精,女子系胞的重要作用,说明人体的生殖功能在于命门;其三,是说明肾与命门相通,两者虽有左右之分,但在生理功能上是难以分割的;也就是说命门具有肾的功能,肾也具有命门的作用。自此而后,以右肾为命门之说,尚有晋·王叔和、元·滑寿及明·李梴等人。如《脉诀琼璜·脉赋》中说:"肾有两枚,分居两手尺部,左为肾,右为命门。"这不仅认为有命门存在,而且有了固定的诊脉部位。《医学入门·脏腑赋》则大倡其说,它说:"命门下寄肾右,而丝系曲透膀胱之间,上为心包,而膈膜横连脂漫之外,配左肾以藏真精,男女阴阳攸分,相君火以系元气,疾病生死之赖。"它并为之注说:"命门即右肾,言寄者,以其非正脏也……命门为配成之官,左肾收血化精运入,藏诸命门,男以此而藏精,女以此而系胞胎。"本论不但详述了右肾为命门,且将命门与心包联系起来,进一步阐述了命门的功能是男子以藏精,女子以系胞。

(2)两肾俱称命门说:元·滑寿虽承认左肾为肾,右肾为命门,但他又认为"命门,其气与肾通,是肾之两者,其实则一尔"。这也可以说滑氏是倡两肾俱为命门说之先导。至明·虞搏在《医学正传》中则明确指出:"两肾总号为命门。"他在《医学或问》中说:"夫两肾固为真元之根本,性命之所关,虽为水脏,而实有相火寓乎其中,象水中之龙火,因其动而发也。愚意当以两肾总号为命门……"他这一论点,否定了左为肾、右为命门之说,且指出了命门的重要作用"为元气之根本,性命之所关"。明·张景岳虽将命门释为在女子则为产门,在男子则为精关,但他认为"两肾皆属命门"。他在《类经附翼·求正录·三焦包络命门辨》中说:"肾两者,坎外之偶也;命门一者,坎中之奇也。以一统两,两而包一。是命门总乎两肾,而两肾皆属命门。故命门者,为水火之府,为阴阳之宅,为精气之海,为死生之窦。"张氏强调了命门在人体的重要性,借此以示人们对命门的重视。因此,他在《景岳全书·传忠录》里强调说:"命门为元气之根,为水火之宅。五脏之阴气,非此不能滋;五脏之阳气,非此不能发。"他并强调了命门之中具有阴阳、水火二气,从而发挥阴阳、水火的相互制约、相互为用的作用,所以他在《类经附翼·真阴论》中说:"命门之火,谓之元气,命门之水,谓之元精。"他这一论点,给肾阴、肾阳的理论奠定了基础。

(3) 两肾之间为命门说:"以命门独立于两肾之外,位于两肾之间者,实以赵献可为首倡。"他在《素问·灵兰秘典论》中所指出之"主不明,则十二官危"的启示下,认为十二官之外,还有一个人身之主,这一人身之主,即命门。他在《医贯·内经十二官论》中说:"命门在人身之中,对脐附脊骨。自上数下,则为十四椎;自下数上,则为七椎。《内经》曰:'七节之傍,中有小心',此处两肾所寄,左边一肾属阴水,右边一肾属阳水,各开一寸五分,中间是命门所居之宫,即太极图中之白圈也。其右旁一小白窍即相火也,其左旁之小黑窍如天一之真水也。此一水一火,俱属无形之气,相火禀命于命门,真水又随相火,自寅至申,行阳二十五度;自酉至丑,行阴二十五度。日夜周流于五脏六腑之间,滞则病,息则死矣。"赵氏认为命门部位是在两肾之间,他的根据有二,一即《素问·刺禁论》"七节之傍,中有小心"之论;二是督脉的经穴命门穴之所在。他根据《内经》这一论述,确立了命门的部位。至于命门的功能,他认为是"一身之主",所以他在同一篇中又说:"愚谓人身别有一主,非心也。命门为十二经之主。肾无此,则无以作强而技巧不出矣;膀胱无此,则三焦之气不化,水道不行;脾胃无此,则不能蒸腐水谷,而五味不出矣;肝胆无此,则将军无决断,而谋虑不出矣;大小肠无此,则变化不行,而二便秘矣;心无此,则心神昏,而万事不能应矣。正所谓'主不明则十二官危'也。"并把命门喻为"走马灯"中之灯火,他说:"火旺则动速,火微则动缓,火熄则寂然不动……"赵氏认为命门的功能,就是真火,主持人体一身之阳气。赵氏与张景岳同时,命门为真火的论点是同出一辙。这种论点一直影响到清代,如陈修园《医学三字经》、林珮琴《类证治裁》、张路玉《本经逢原》、黄宫绣《本草求真》等不但认为命门为真火,同时也认为命门的部位在两肾之间。

(4) 命门为肾间动气说:"此说虽然认为两肾中间为命门,但其间非水非火,而只是存在着一种原气发动之机,同时认为命门并不是一个具有形质的脏器。"倡此说者首推明·孙一奎,他认为《难经·八难》所说的肾间动气即是命门。所以他在《医旨绪余·命门图说》中指出:"细考《灵》《素》,两肾未尝有分言者,然则分立者,自秦越人始也。考越人两呼命门为精神之舍,原气之系,男子藏精,女子系胞者,岂漫语哉!是极贵重于肾为言,谓肾间原气,人之生命,故不可不重也……越人亦曰:'肾间动气,人之生命,五脏六腑之本,十二经脉之根,呼吸之门,三焦之原。'命门之意,该本于此。观铜人图命门穴,不在右肾,而在两肾俞之中可见也……命门乃两肾中间之动气,非水非火,乃造化之枢纽,阴阳之根蒂,即先天之太极,五行由此而生,脏腑以继而成。若谓属水、属火、属脏、属腑,乃是有形之物,则外当有经络动脉而形于诊,《灵》《素》亦必著于经也。"孙氏对命门的认识有三方面:一是命门并不是一个具有形质的脏器,所以无经络之循行,又无动脉之可诊;二是命门的部位虽在两肾之间,但它不过为肾动气之所在,是一种生生不息,造化之机枢而已;三是肾间动气虽为脏腑之本,生命之源,但不能认为是火。

以上各家对命门的认识,各有不同的见解,从形态言,有有形与无形之论;从部位言,有右肾与两肾之间之辨;从功能言,有主火与非火之争。但他们对命门的主要生理功能是没有分歧的;对于命门的生理功能与肾息息相通也是没有分歧的。肾为五脏之本,内寓真阴和真阳,人体五脏六腑之阴都由肾阴来滋助,五脏六腑之阳又都由肾阳来温养。我们认为:肾阳亦即命门之火;肾阴,亦即张景岳所谓的"命门之水"。肾阴、肾阳,亦即是真阴、真阳和元阴、元阳,古代医家所以称之曰命门,无非是强调肾中阴阳的重要性而已。

3.2 六腑

六腑,即胆、胃、大肠、小肠、膀胱、三焦的总称。它们共同的生理功能是:将饮食物腐熟消化,传化糟粕。所以,《素问·五脏别论》说:"六府者,传化物而不藏,故实而不能满也。所以然者,水谷入口,则胃实而肠虚,食下,则肠实而胃虚。"由于六腑专司传化饮食物,故说"实而不能满也"。饮食物自进入人体至排出体外,要通过七道关隘,以利于对饮食物的消化吸收。这七道关隘,《难经》称之为"七冲门"。如《难经·四十四难》说:"七冲门何在?唇为飞门,齿为户门,会厌为吸门,胃为贲门,太仓下口为幽门,大肠小肠会为阑门,下极为魄门,故曰七冲门也。"飞门的"飞"字与"扉"相通,即门扇,由于口唇像门扇一样自由开合,故称唇为飞门;户,即门户,引申为把守之意,食物入口,必经齿之咀嚼,才能下咽,故称齿为户门;会厌是食管和气管的相会处,既是食物下达食管的必经之处,又是呼吸气体的门户,故称吸门;贲门是胃之上口;太仓又称大仓,是盛受食物的地方,就是胃;胃的下口,小肠的上口为幽门;小肠的下口和大肠的上口连接处,称为阑门,阑即遮拦,指饮食物中的精微物质于此得到阻拦,因而得名;下极,即消化道的末端,即指排泄粪便的肛门,又称魄门。七冲门中任何一门发生病变,都会影响到饮食物的受纳、消化、吸收和排泄。

由于六腑以传化饮食物为其生理特点,故有实而不能满,六腑以降为顺,以通为用之说。但是,"通"和"降"的不及与太过,都属于病态。

3·2·1 胆

胆,居六腑之首,又隶属于奇恒之府。胆与肝相连,附于肝之短叶间;肝和胆又有经脉相互络属,而为表里。

《灵枢·本输》称"胆者,中精之府",内藏清净之液,即胆汁。胆汁味苦,色黄绿,由肝之精气所化生,汇集于胆,泄于小肠,以助饮食物消化,是脾胃运化功能得以正常进行的重要条件。《东医宝鉴》说"肝之余气,泄于胆,聚而成精",是指胆汁的化生来源而言;《素问·宝命全形论》说"土得木而达",即是以五行学说的理论来概括肝胆和脾胃之间存在着克中有用、制则生化的关系。

胆汁的化生和排泄,由肝的疏泄功能控制和调节。若肝的疏泄功能正常,则胆汁排泄畅达,脾胃运化功能也健旺。反之,肝失疏泄,导致胆汁排泄不利,影响及脾胃的运化功能,而出现胁下胀满疼痛,食欲减退,腹胀,便溏等症;若胆汁上逆,则可见口苦、呕吐黄绿苦水;胆汁外溢,则可出现黄疸。

总之,胆的主要生理功能是贮存和排泄胆汁。胆汁直接有助于饮食物的消化,故为六腑之一;因胆本身并无传化饮食物的生理功能,且藏精汁,与胃、肠等腑有别,故又属奇恒之府。

3·2·2 胃

胃,又称胃脘,分上、中、下三部。胃的上部称上脘,包括贲门;胃的中部称中脘,即胃体的部位;胃的下部称下脘,包括幽门。胃的主要生理功能是受纳与腐熟水谷,胃以降为和。

3·2·2·1 主受纳、腐熟水谷 受纳,是接受和容纳的意思。腐熟,是饮食物经过胃的初步消化,形成食糜的意思。饮食入口,经过食管,容纳于胃,故称胃为"太仓"、"水谷之海"。机体的生理活动和气血津液的化生,都需要依靠饮食物的营养,故又称胃为"水谷气血之海"。如《灵枢·玉版》说:"人之所受气者,谷也;谷之所注者,胃也;胃者,水谷气血之海也。"容纳于胃中的水谷,经过胃的腐熟后,下传于小肠,其精微经脾之运化而营养全身。所以,胃虽有受纳与腐熟水谷的功能,但必须和脾的运化功能配合,才能使水谷化为精微,以化生气血津液,供养全身。饮食营养和脾胃对饮食水谷的运化功能,对于维持机体的生命活动,至关重要,所以《素问·平人气象论》说:"人以水谷为本。"《素问·玉机真藏论》说:"五脏者,皆禀气于胃;胃者,五脏之本也。"说明胃气之盛衰有无,关系到人体的生命活动及其存亡。李东垣在《脾胃论·脾胃虚实传变论》中说:"元气之充足,皆由脾胃之气无所伤,而后能滋养元气。若胃气之本弱,饮食自倍,则脾胃之气既伤,而元气亦不能充,而诸病之所由生也。"临床上诊治疾病,亦十分重视胃气,常把"保胃气"作为重要的治疗原则。故《景岳全书·杂证谟·脾胃》说:"凡欲察病者,必须先察胃气;凡欲治病者,必须常顾胃气。胃气无损,诸可无虑。"

3·2·2·2　主通降,以降为和　胃为"水谷之海",饮食物入胃,经胃的腐熟后,必须下行入小肠,进一步消化吸收,所以说胃主通降,以降为和。由于在藏象学说中,以脾升胃降来概括机体整个消化系统的生理功能,因此,胃的通降作用,还包括小肠将食物残渣下输于大肠,及大肠传化糟粕的功能在内。

胃的通降是降浊,降浊是受纳的前提条件。所以,胃失通降,不仅可以影响食欲,而且因浊气在上而发生口臭、脘腹胀闷或疼痛,以及大便秘结等症状,如《素问·阴阳应象大论》说:"浊气在上,则生䐜胀。"若胃气不仅失于通降,进而形成胃气上逆,则可出现嗳气酸腐、恶心、呕吐、呃逆等症。

3·2·3　小肠

小肠,是一个相当长的管道器官,位于腹中,其上口在幽门处与胃之下口相接,其下口在阑门处与大肠之上口相连。小肠与心有经脉互相络属,故与心相为表里。小肠的主要生理功能是受盛、化物和泌别清浊。

3·2·3·1　主受盛和化物　受盛,即是接受、以器盛物的意思。化物,具有变化、消化、化生的意思。小肠的受盛功能主要体现于两个方面:一是说明小肠是接受经胃初步消化之饮食物的盛器;二是指经胃初步消化的饮食物,在小肠内必须有相当时间的停留,以利于进一步消化和吸收。小肠的化物功能,是将经胃初步消化的饮食物,进一步进行消化,将水谷化为精微。所以《素问·灵兰秘典论》说:"小肠者,受盛之官,化物出焉。"

3·2·3·2　泌别清浊　泌,即分泌;别,即分别。小肠的泌别清浊功能,主要体现于三个方面:① 将经过小肠消化后的饮食物,分别为水谷精微和食物残渣两个部分;② 将水谷精微吸收,把食物残渣向大肠输送;③ 小肠在吸收水谷精微的同时,也吸收了大量的水液,故又称"小肠主液"。张介宾在注解《素问·灵兰秘典论》中说:"小肠居胃之下,受盛胃中水谷而分清浊,水液由此而渗入前,糟粕由此而归于后,脾气化而上升,小肠化而下降,故曰化物出焉。"这就进一步指出:小肠的泌别清浊功能,还与尿液的量有关。如小肠的泌别清浊功能正常,则二便正常;如小肠的泌别清浊异常,则大便变稀薄,而小便短少,也就是说,小肠内的水液量多寡与尿量有关。临床上常用的"利小便即所以实大便"的治法,即是这个原理在临床治疗中的应用。

由此可见,小肠受盛、化物和泌别清浊的功能,在水谷化为精微的过程中是十分重要的,实际上这是脾胃升清降浊功能的具体表现。因此,小肠的功能失调,既可引起浊气在上的腹胀、腹痛、呕吐、便秘等症,又可引起清气在下的便溏、泄泻等症。

3·2·4　大肠

大肠亦居腹中,其上口在阑门处紧接小肠,其下端紧接肛门。大肠与肺有经脉相互络属,而为表里。大肠的主要生理功能是传化糟粕。

大肠接受经过小肠泌别清浊后所剩下的食物残渣,再吸收其中多余的水液,形成粪便,经肛门而排出体外,所以《素问·灵兰秘典论》说:"大肠者,传导之官,变化出焉。"传导,即接上传下之意。"变化出焉",即将糟粕化为粪便。大肠的传导变化作用,是胃的降浊功能的延伸,同时亦与肺的肃降有关。如唐宗海在《医经精义·脏腑之官》中论述大肠传导作用时说:"大肠之所以能传导者,以其为肺之腑。肺气下达,故能传导。"此外,大肠的传导作用,亦与肾的气化功能有关,故有"肾主二便"之说。

3·2·5　膀胱

膀胱位于小腹中央,为贮尿的器官。膀胱和肾直接相通,二者又有经脉相互络属,故为表里,膀胱的主要生理功能是贮尿和排尿。

尿液为津液所化,在肾的气化作用下生成尿液,下输于膀胱。尿液在膀胱内潴留至一定程度时,即可及时自主地排出体外。所以《素问·灵兰秘典论》说:"膀胱者,州都之官,津液藏焉,气化则能出矣。"

膀胱的贮尿和排尿功能,全赖于肾的气化功能。所谓膀胱气化,实际上隶属于肾的蒸腾气化。膀胱的病变,主要表现为尿频、尿急、尿痛;或是小便不利,尿有余沥,甚至尿闭;或是遗尿,甚则小便失禁。如《素问·宣明五气》所说:"膀胱不利为癃,不约为遗尿。"膀胱的这些病变,归根结底,也多与肾的气化功能有关。

3·2·6　三焦

三焦是上焦、中焦、下焦的合称,为六腑之一。由于三焦的某些具体概念不够明确,《难经》在《二十五难》和《三十八难》中又提出"有名而无形"之说,因而引起了后世的争论,但对三焦的生理功能的认识是一致的,认为三焦的主要生理功能是主持诸气、通行水道。在形态方面,目前部分学者认为三焦是分布于胸腹腔的一个大腑,在人体脏腑中,唯它最大,故有"孤府"之称。正如张介宾《类经·藏象类》中所指出的,三焦是"脏腑之外,躯体之内,包罗诸脏,一腔之大府也"。但更重要的并不在于确定三焦是属于哪个实质性脏器,而是在于研究和掌握三焦在生理、病理学上的实际意义。

三焦的主要生理功能,一是通行元气,二为水液运行之道路。

3·2·6·1　主持诸气,总司全身的气机和气化　三焦是气的升降出入的通道,又是气化的场所,故有主持诸气,总司全身气机和气化的功能。元气,是人体最根本的气。元气根于肾,通过三焦而充沛于全身,故《难经·三十一难》说:"三焦者,气之所终始也。"《难经·三十八难》说三焦"有原气之别焉,主持诸气";《难经·六十六难》也说"三焦者,原气之别使也,主通行三气,经历五脏六腑"(这里所说的"三气",是指宗气、营气和卫气)。这些论述,充分说明了三焦是气的升降出入的通道,人体的气,是通过三焦而输布到五脏六腑,充沛于全身的。《中藏经》将三焦通行原气的作用,作了较详尽的描述,它在《论三焦虚实寒热生死顺逆脉证之法》中认为三焦"总领五脏六腑、营卫经络、内外左右上下之气也;三焦通,则内外左右上下皆通也,其于周身灌体,和内调外,荣左养右,导上宣下,莫大于此者也"。

3·2·6·2　为水液运行之道路　《素问·灵兰秘典论》说:"三焦者,决渎之官,水道出焉。"决,疏通之意;渎,沟渠。决渎,即疏通水道。也就是说,三焦有疏通水道、运行水液的作用,是水液升降出入的通路。全身的水液代谢,是由肺、脾胃和肠、肾和膀胱等许多脏腑的协同作用而完成的,但必须以三焦为通道,才能正常地升降出入。如果三焦的水道不够通利,则肺、脾、肾等输布调节水液的功能也难以实现其应有的生理效应。所以，又把水液代谢的协调平衡作用，称作"三焦气化"。

三焦的上述两个方面的功能，是相互关联的。这是由于水液的运行全赖于气的升降出入；人体的气是依附于血、津液而存在的。因此，气的升降出入的通道，必然是血或津液的通道；津液升降出入的通道，必然是气的通道。实际上是一个功能的两个方面作用而已。

3·2·6·3　上焦、中焦、下焦的部位划分及其各自的生理功能特点

（1）上焦　上焦的部位，一般都根据《灵枢·营卫生会》的论述："上焦出于胃上口，并咽以上，贯隔而布胸中"，将横膈以上的胸部，包括心、肺两脏和头面部，称作上焦；也有人将上肢归属于上焦。上焦的生理功能特点，也根据《灵枢·决气》的论述，以"开发"、"宣化"和"若雾露之溉"为其主要生理功能。也就是说，上焦是主气的升发和宣散，但它不是有升无降，而是"升已而降"，故说"若雾露之溉"，《灵枢·营卫生会》也因此而概括为"上焦如雾"。《温病条辨》中提出"治上焦如羽，非轻不举"的治疗原则，也是以此为其主要的理论依据。

（2）中焦　中焦的部位，是指膈以下，脐以上的上腹部。但在《灵枢·营卫生会》中是指整个胃，即是从胃的上口（贲门）至胃的下口（幽门）。对于中焦的生理功能特点，实际上包括脾和胃的整个运化功能，故说中焦是"泌糟粕，蒸津液"，升降之枢，气血生化之源。《灵枢·营卫生会》概括为"中焦如沤"和《温病条辨》提出的"治中焦如衡，非平不安"的治疗原则，都是以中焦是"升降之枢"为其主要的理论依据。

中焦所属的脏腑，从解剖部位来说，包括脾、胃、肝、胆，在《内经》中虽未具体指明，但在《内经》的脉法和晋·王叔和的《脉经》中，均以肝应左关，而属于中焦。至后世温病学说以"三焦"作为辨证纲领后，将外感热病后期出现的一系列肝的病证，列入"下焦"的范围后，现在临床辨证中，仍多从之。

（3）下焦　下焦的部位，一般也根据《灵枢·营卫生会》之说，将胃以下的部位和脏器，如小肠、大肠、肾和膀胱等，均属于下焦。下焦的生理功能特点，在《内经》中说它是排泄糟粕和尿液，如《灵枢·营卫生会》概括为"下焦如渎"，但后世对藏象学说有了发展，将肝肾精血、命门原气等都归属于下焦，因而扩大了下焦的生理功能特点。《温病条辨》提出"治下焦如权，非重不沉"，实际上也包含着这一个概念在内。

3·3　奇恒之府

奇恒之府，包括脑、髓、骨、脉、胆、女子胞六个脏器组织。它们在形态上多属中空而与腑相似，在功能上则不是饮食物消化排泄的通道，而且又贮藏精气，与脏的生理功能特点相类似，所以《素问·五脏别论》说："脑、髓、骨、脉、胆、女子胞，此六者，地气之所生也，皆藏于阴而象于地，故藏而不泻，名曰奇恒之府。"奇恒之府中除胆为六腑之一外，其余的都没有表里配合，也没有五行的配属，这是不同于五脏六腑的又一特点。

脉、髓、骨、胆的生理，前面已论述，本节仅论述脑与女子胞。

3·3·1　脑

脑居颅内，由髓汇集而成。《素问·五脏生成》说："诸髓者，皆属于脑。"《灵枢·海论》说："脑为髓之海。"这不但指出了脑是髓汇集而成，同时还说明了髓与脑的关系。脑的功能，如《素问·脉要精微论》说："头者，精明之府。"《灵枢·大惑论》中将眼的结构名称及与脑的

关系也作了说明,它说:"五脏六腑之精气,皆上注于目而为之精,精之窠为眼,骨之精为瞳子,筋之精为黑眼,血之精为络,其窠气之精为白眼,肌肉之精为约束,裹撷筋、骨、血、气之精而与脉并为系,上属于脑,后出于项中。"《大惑论》还把视觉的病理变化与脑联系起来,它说:"故邪中其项,因逢其身之虚,其入深,则随眼系以入于脑,入脑则脑转,脑转则引目系急,目系急则目眩以转矣。"再如《灵枢·海论》说:"髓海不足,则脑转耳鸣,胫酸眩冒,目无所见,懈怠安卧。"《灵枢·口问》也说:"上气不足,脑为之不满,耳为之若鸣,头为之苦倾,目为之眩。"这是把视觉、听觉以及精神状态的病理变化与脑联系起来了。脑、耳、目都在头部,脑之"不满"则可导致耳鸣、目眩以及精神萎顿。明代李时珍明确提出脑与精神活动有关,谓"脑为元神之府"。清·汪昂在《本草备要》中有"人之记性,皆在脑中"的记载。后来,王清任在前人认识的基础上,对脑的功能做了较为详细的论述,他在《医林改错》中说:"灵机记性在脑者,因饮食生气血,长肌肉,精汁之清者,化而为髓,由脊髓上行入脑,名曰脑髓。两耳通脑,所听之声归脑;两目系如线长于脑,所见之物归脑;鼻通于脑,所闻香臭归脑;小儿周岁脑渐生,舌能言一二字。"他的这一认识,已把忆、视、听、嗅、言等感官功能皆归于脑,这种对脑的认识已比《内经》提高了一大步。

中医学藏象学说,将脑的生理和病理统归于心而分属于五脏,认为心是"君主之官,神明出焉",为"五脏六腑之大主,精神之所舍也"。把人的精神意识和思维活动统归于心,故曰"心藏神"。同时,又把神分为五种不同表现的神,即魂、魄、意、志、神,这五种神分别归属于五脏,但都是在心的统领下而发挥作用的,如心藏神,主喜;肝藏魂,主怒;脾藏意,主思;肺藏魄,主悲;肾藏志,主恐等。其中特别与心、肝、肾的关系更为密切。因此,对于精神意识思维活动异常的精神情志病,决不能简单地认为是心主神明的病变,而与其它四脏无关;对于脑的病变,也不能简单地责之于肾,而与其它四脏无关。

3·3·2　女子胞

女子胞,又称胞宫,即子宫,位于小腹部,在膀胱之后,呈倒梨形。女子胞是发生月经和孕育胎儿的器官。

女子的月经来潮和胎儿的孕育,是一个复杂的生理活动过程。主要有如下三个方面的生理因素:

(1)"天癸"的作用　生殖器官的发育,全赖于"天癸"。"天癸"是肾中精气充盈到一定程度时的产物,具有促进性腺发育而至成熟的生理效应。因此,在"天癸"的促发下,女子生殖器官才能发育成熟,月经来潮,为孕育胎儿准备条件。反之,进入老年,由于肾中精气的衰少,而"天癸"亦随之而衰少,甚至衰竭,则进入绝经期,"形坏而无子"。如《素问·上古天真论》说:"二七而天癸至,任脉通,太冲脉盛,月事以时下,故有子……七七,任脉虚,太冲脉衰少,天癸竭,地道不通,故形坏而无子也。"可见"天癸"的至与竭,是月经来潮与否的前提条件;"天癸"的至与竭,能引起冲、任二脉的相应生理效应。

(2)冲、任二脉的作用　冲、任二脉,同起于胞中。冲脉与肾经并行,与阳明脉相通,能调节十二经脉的气血,有"冲为血海"之称;任主胞胎,在小腹部与足三阴经相会,能调节全身的阴经,有"阴脉之海"之称。十二经脉气血充盈,才能溢入冲、任二脉,经过冲、任二脉的调节,注入胞宫,而发生月经。冲、任二脉的盛衰,受着"天癸"的调节。幼年时期,肾中精气未盛,"天癸"未至,故任脉未通,冲脉未盛,没有月经;人至老年,由于"天癸"逐渐衰竭,冲、任二脉的气血也逐渐衰少,而进入绝经期,出现月经紊乱,以至经绝。临床上,由于某些原因引起冲、任二脉失调时,即可出现月经周期紊乱,甚至不孕等症。

（3）心、肝、脾三脏的作用　心主血、肝藏血、脾为气血生化之源而统血,对于全身血液的化生和运行均有调节作用。月经的来潮和周期,以及孕育胎儿,均离不开气血的充盈和血液的正常调节。因此,月经的来潮与心、肝、脾三脏的生理功能状态有关。若肝的藏血、脾的统血功能减退,即可引起月经过多,周期缩短,行经期延长,甚至崩漏等症。若脾的生化气血功能减弱,则月经的化源不足,可导致月经量少,周期延长,甚至经闭。若因情志所伤,损伤心神或影响肝的疏泄功能,也都能导致月经失调等病理现象。

综上所述,月经来潮的生理,是一个复杂的过程,并不是单一的因素,而更多的是与全身的整体情况和精神状态有关。从脏腑、经络等生理功能来说,主要的是与心、肝、肾和冲、任二脉的关系最为密切。

3·4　脏腑之间的关系

人体是一个统一的有机整体,它是由脏腑、经络等许多组织器官所构成的。各脏腑、组织、器官的功能活动不是孤立的,而是整体活动的一个组成部分,它们不仅在生理功能上存在着相互制约、相互依存和相互为用的关系;而且还以经络为联系通道,在各脏腑组织之间,相互传递着各种信息,在气血津液环周于全身情况下,形成了一个非常协调和统一的整体。

3·4·1　脏与脏之间的关系

脏与脏之间的关系,古人在理论上多是以五行的生克乘侮来进行阐述的。但是,经过历代医家的观察和研究,脏与脏之间的关系早已超越了五行生克乘侮的范围,目前已从各脏的生理功能来阐释其相互之间的关系。

3·4·1·1　心与肺　心与肺的关系,主要是心主血和肺主气、心主行血和肺主呼吸之间的关系。"诸血者,皆属于心"、"诸气者,皆属于肺",心主血与肺主气的关系,实际上是气和血相互依存、相互为用的关系（详见第三章气、血、津液）。

肺主宣发肃降和"朝百脉",能促进心行血之作用,因此是血液正常运行的必要条件,符合于"气为血帅"的一般规律。反之,只有正常的血液循环,方能维持肺呼吸功能的正常进行,故又有"呼出心与肺"之说,这也符合于气舍于血的一般规律。但是,联结心之搏动和肺之呼吸两者之间的中心环节,主要是积于胸中的"宗气"。由于宗气具有贯心脉而司呼吸的生理功能,从而强化了血液循环与呼吸之间的协调平衡,因此,无论是肺的气虚或肺失宣肃,均可影响心的行血功能,而导致血液的运行失常,涩迟,而出现胸闷,心率改变,甚则唇青、舌紫等血瘀之病理表现。反之,若心气不足、心阳不振,瘀阻心脉等导致血行异常时,也会影响肺的宣发和肃降功能失常,出现咳嗽、气促等肺气上逆的病理现象。这即是心肺之间在病理上的相互影响。

3·4·1·2　心与脾　心主血,脾统血,脾又为气血生化之源,故心与脾的关系至为密切。脾的运化功能正常,则化生血液的功能旺盛。血液充盈,则心有所主。脾气健旺,脾的统血功能正常,则血行脉中,而不逸出于脉外。因此,心与脾的关系主要表现在血液的生成和运行方面。在病理上,心脾两脏亦常互为影响,如思虑过度,不仅暗耗心血,且可影响脾的运化功能;若脾气虚弱,运化失职,则气血生化无源,则可导致血虚而心无所主。若脾不统血而致血液妄行,则也会造成心血不足。以上种种,均可形成以眩晕、心悸、失眠、多梦、腹胀、食少、体倦、面色无华等为主要见症的"心脾两虚"之病理变化。

3·4·1·3 心与肝 心主血,肝藏血。人体的血液,生化于脾,贮藏于肝,通过心以运行全身。心之行血功能正常,则血运正常,肝有所藏;若肝不藏血,则心无所主,血液的运行必致失常。正是由于心和肝在血行方面密切相关,故在临床上"心肝血虚"亦常常同时出现。

心主神志,肝主疏泄。人的精神、意识和思维活动,虽由心所主,但与肝的疏泄功能亦密切相关。由于情志所伤,多化火伤阴,因而在临床上心肝阴虚、心肝火旺常相互影响或同时并见。

3·4·1·4 心与肾 心在五行属火,位居于上而属阳;肾在五行属水,位居于下而属于阴。从阴阳、水火的升降理论来说,位于下者,以上升为顺;位于上者,以下降为和。《素问·六微旨大论》说的"升已而降,降者为天;降已而升,升者为地。天气下降,气流于地;地气上升,气腾于天",即是从宇宙的范围来说明阴阳、水火的升降。所以,在理论上认为心火必须下降于肾,肾水必须上济于心,这样,心肾之间的生理功能才能协调,而称为"心肾相交",也即是"水火既济"。反之,若心火不能下降于肾而独亢,肾水不能上济于心而凝聚,那么,心肾之间的生理功能就会失去协调,而出现一系列的病理表现,即称为"心肾不交",也就是"水火失济"。例如:在临床上出现的以失眠为主症的心悸、怔忡、心烦、腰膝酸软,或见男子梦遗、女子梦交等症,多属"心肾不交"。

此外,由于心肾阴阳之间亦有密切的关系,在心或肾的病变时,亦能相互影响。例如:肾的阳虚水泛,能上凌于心,而见水肿、惊悸等"水气凌心"之证候;心的阴虚,亦能下汲肾阴,而致阴虚火旺之证。

3·4·1·5 肺与脾 肺与脾的密切关系,主要表现于气的生成和津液的输布代谢两个方面。机体气的生成,主要依赖于肺的呼吸功能和脾的运化功能,肺所吸入的清气和脾胃所运化的水谷精气,是组成气的主要物质基础。因此,肺的呼吸功能和脾的运化功能是否健旺,与气的盛衰密切相关。

在津液的输布代谢方面,则主要是由肺的宣发肃降,通调水道和脾的运化水液,输布津液所构成。肺的宣发肃降和通调水道,有助于脾的运化水液功能,从而防止内湿的产生;而脾的转输津液,散精于肺,不仅是肺通调水道的前提,而且,实际上也为肺的生理活动提供了必要的营养。因此,二者之间在津液的输布代谢中存在着相互为用的关系。

肺脾二脏在病理上的相互影响,主要也在于气的生成不足和水液代谢失常两个方面。例如脾气虚损时,常可导致肺气的不足;脾失健运,津液代谢障碍,水液停滞,则聚而生痰、成饮,多影响肺的宣发和肃降,可出现喘咳痰多等临床表现。所以说"脾为生痰之源,肺为贮痰之器"。当然,肺病日久,也可影响到脾,而致脾的运化功能失常或使脾气虚,从而出现纳食不化,腹胀,便溏,甚则水肿等病理表现,称之为"上病及中",亦是"培土生金"治法的理论依据。

3·4·1·6 肺与肝 肺与肝的关系,主要表现于气机的调节方面。肺主降而肝主升,二者相互协调,对于全身气机的调畅是一个重要的环节。若肝升太过,或肺降不及,则多致气火上逆,可出现咳逆上气,甚则咯血等病理表现,称之为"肝火犯肺"。相反,肺失清肃,燥热内盛,亦可影响及肝,肝失条达,疏泄不利,则在咳嗽的同时,出现胸胁引痛胀满、头晕头痛、面红目赤等症。

3·4·1·7 肺与肾 肺与肾的关系,主要表现于水液的代谢和呼吸运动两个方面。肾为主水之脏,肺为"水之上源",肺的宣发肃降和通调水道,有赖于肾的蒸腾气化。反之,肾的主水功能,亦有赖于肺的宣发肃降和通调水道。因此,肺失宣肃,通调水道失职,必累及于肾,而至尿少,甚则水肿;肾的气化失司,关门不利,则水泛为肿,甚则上为喘呼,咳逆倚息而不得平卧。即如《素问·水热穴论》所说:"其本在肾,其末在肺,皆积水也。"

肺主呼气,肾主纳气,肺的呼吸功能需要肾的纳气作用来协助。肾气充盛,吸入之气方能经肺之肃降而下纳于肾,故有"肺为气之主,肾为气之根"之说。若肾的精气不足,摄纳无权,气浮于上;或肺气久虚,久病及肾,均可导致肾不纳气,出现动则气喘等症。

此外,肺与肾之间的阴液也是相互资生的,肾阴为一身阴液之根本,所以肺阴虚可损及肾阴。反之,肾阴虚亦不能上滋肺阴。故肺肾阴虚常同时并见,而出现两颧嫩红,骨蒸潮热,盗汗,干咳音哑,腰膝酸软等症。

3·4·1·8　肝与脾　肝藏血而主疏泄,脾统血、主运化而为气血生化之源。肝脾两脏的关系,首先在于肝的疏泄功能和脾的运化功能之间的相互影响。脾的运化,有赖于肝的疏泄,肝的疏泄功能正常,则脾的运化功能健旺。若肝失疏泄,就会影响脾的运化功能,从而引起"肝脾不和"的病理表现,可见精神抑郁,胸胁胀满,腹胀腹痛,泄泻便溏等症。

其次,肝与脾在血的生成、贮藏及运行等方面亦有密切的联系。脾运健旺,生血有源,且血不逸出脉外,则肝有所藏。若脾虚气血生化无源,或脾不统血,失血过多,均可导致肝血不足。

此外,如脾胃湿热郁蒸,胆热液泄,则可形成黄疸。可见,在病理上肝病可以传脾,脾病也可以及肝,肝脾两脏在病变上常常是互为影响的。

3·4·1·9　肝与肾　肝肾之间关系极为密切,有"肝肾同源"之说。肝藏血,肾藏精。藏血与藏精之间的关系,实际上即是精和血之间存在着相互滋生和相互转化的关系。血的化生,有赖于肾中精气的气化;肾中精气的充盛,亦有赖于血液的滋养。所以说精能生血,血能化精,称之为"精血同源"。在病理上,精与血的病变亦常相互影响。如肾精亏损,可导致肝血不足;反之,肝血不足,也可引起肾精亏损。

另外,肝主疏泄与肾主封藏之间亦存在着相互制约、相反相成的关系,主要表现在女子的月经来潮和男子泄精的生理功能。若二者失调,则可出现女子月经周期的失常,经量过多,或闭经;男子遗精滑泄,或阳强不泄等症。

由于肝肾同源,所以肝肾阴阳之间的关系极密切。肝肾阴阳,息息相通,相互制约,协调平衡,故在病理上也常相互影响。如肾阴不足可引起肝阴不足,阴不制阳而导致肝阳上亢,称之为"水不涵木";如肝阴不足,可导致肾阴的亏虚,而致相火上亢。反之,肝火太盛也可下劫肾阴,形成肾阴不足的病理变化。

3·4·1·10　脾与肾　脾为后天之本,肾为先天之本。脾之健运,化生精微,须借助于肾阳的温煦,故有"脾阳根于肾阳"之说。肾中精气亦有赖于水谷精微的培育和充养,才能不断充盈和成熟。因此,脾与肾在生理上是后天与先天的关系,它们相互资助、相互促进。在病理上亦常相互影响,互为因果。如肾阳不足,不能温煦脾阳,则可见腹部冷痛,下利清谷,或五更泄泻,水肿等症。若脾阳久虚,进而可损及肾阳,而成脾肾阳虚之病证。

3·4·2　六腑之间的关系

六腑,是以"传化物"为其生理特点,六腑之间的相互关系,主要体现于饮食物的消化、吸收和排泄过程中的相互联系和密切配合。

饮食入胃,经胃的腐熟和初步消化,下传于小肠,通过小肠的进一步消化,泌别清浊,其清者为精微物质,经脾的转输,以营养全身;其剩余之水液,吸收后,成为渗入膀胱的尿液之化源;其浊者为糟粕(食物之残渣),下达于大肠。渗入膀胱的尿液,经气化作用及时排出体外;进入大肠的糟粕,经传导与燥化,而由肛门排出体外。在饮食物的消化、吸收和排泄过程中,还有赖于胆汁的排泄以助饮食的消化;三焦不仅是水谷传化的道路,更重要的是三焦的气化,推动和支持着传化功能的正常进行。所以《灵枢·本脏》说:"六腑者,所以化水谷而行津液者也。"由于六腑传化水谷,需要不断地受纳、消化、传导和排泄,虚实更替,宜通而不宜滞,故《素问·五脏别论》有"胃实而肠虚"、"肠实而胃虚"的论述,这说明了饮食物在胃肠中必须更替运化而不能久留,所以后世医家有"六腑以通为用"和"腑病以通为补"的说法。

六腑之间在病理上,亦可相互影响。如胃有实热,消灼津液,则可致大肠传导不利,大便秘结不通;而大肠燥结,便闭不行,亦可影响胃的和降,而使胃气上逆,出现恶心、呕吐等症。又如胆火炽盛,常可犯胃,导致胃失和降而见呕吐苦水。脾胃湿热,熏蒸肝胆,而使胆汁外泄,可发生黄疸病证。应当指出,六腑虽然是以通为用,但亦有太过不及之异,故必须认真进行辨证分析。

3·4·3 五脏与六腑之间的关系

脏与腑的关系,实际上就是阴阳表里关系。由于脏属阴,腑属阳;脏为里,腑为表,一脏一腑,一阴一阳,一表一里相互配合,并有经脉相互络属,从而构成了脏腑之间的密切联系。

3·4·3·1 心与小肠 心的经脉属心而络小肠,小肠的经脉属小肠而络心,二者通过经脉的相互络属构成了表里关系。表现在病理方面,如心有实火,可移热于小肠,引起尿少、尿热赤、尿痛等症。反之,如小肠有热,亦可循经上炎于心,可见心烦、舌赤、口舌生疮等症。

3·4·3·2 肺与大肠 肺与大肠亦是通过经脉的络属而构成表里关系。肺气的肃降,有助于大肠传导功能的发挥;大肠传导功能正常,则有助于肺的肃降。若大肠实热,腑气不通,则可影响肺的肃降,而产生胸满,喘咳等症。如肺失清肃,津液不能下达,可见大便困难;肺气虚弱,气虚推动无力,则可见大便艰涩而不行,称之为"气虚便秘"。若气虚不能固摄,清浊混杂而下,可见大便溏泄。

3·4·3·3 脾与胃 脾与胃通过经脉相互络属而构成表里关系。胃主受纳,脾主运化,两者之间的关系是"脾为胃行其津液",共同完成饮食物的消化吸收及其精微的输布,从而滋养全身,故称脾胃为"后天之本"。

脾主升,胃主降,相反相成。脾气升,则水谷之精微得以输布;胃气降,则水谷及其糟粕才得以下行。故《临证指南医案》说:"脾宜升则健,胃宜降则和。"胃属燥,脾属湿,胃喜润恶燥,脾喜燥恶湿,两脏燥湿相济,阴阳相合,方能完成饮食物的传化过程。故《临证指南医案》又说:"太阴湿土得阳始运,阳明燥土得阴自安。"

由于脾胃在生理上的相互联系,因而在病理上也是相互影响的。如脾为湿困,运化失职,清气不升,即可影响胃的受纳与和降,可出现食少,呕吐,恶心,脘腹胀满等症。反之,若饮食失节,食滞胃脘,胃失和降,亦可影响及脾的升清与运化,可出现腹胀泄泻等症。《素问·阴阳应象大论》说:"清气在下,则生飧泄;浊气在上,则生䐜胀。"这是对脾胃升降失常所致病证的病理及临床表现的概括。

3·4·3·4 肝与胆 胆附于肝,有经脉互为络属,构成表里关系。胆汁来源于肝之余气,胆汁所以能正常排泄和发挥作用,亦依靠肝的疏泄功能。若肝的疏泄功能失常,就会影响胆汁的分泌与排泄;反之,若胆汁排泄不畅,亦会影响肝的疏泄。因此,肝与胆在生理和病理上密切相关,肝病常影响及胆,胆病也常波及于肝,终则肝胆同病,如肝胆火旺、肝胆湿热等。此外,肝主谋虑,胆主决断,从情志意识过程来看,谋虑后则必须决断,而决断又来自谋虑,两者亦是密切联系的。

3·4·3·5　肾与膀胱　肾与膀胱通过经脉互为络属,构成表里关系。膀胱的贮尿和排尿功能,依赖于肾的气化。肾气充足,则固摄有权,膀胱开合有度,从而维持水液的正常代谢。若肾气不足,气化失常,固摄无权,则膀胱之开合失度,即可出现小便不利或失禁,或遗尿、尿频等病症。例如,老年人常见的小便失禁、多尿等,即多为肾气衰弱所致。

4 气、血、津液

气、血、津液,是构成人体的基本物质,是脏腑、经络等组织器官进行生理活动的物质基础。

气,是不断运动着的具有很强活力的精微物质;血,基本上是指血液;津液,是机体一切正常水液的总称。从气、血、津液的相对属性来分阴阳,则气具有推动、温煦等作用,属于阳;血和津液,都为液态物质,具有濡养、滋润等作用,属于阴。

机体的脏腑、经络等组织器官,进行生理活动所需要的能量,来源于气、血、津液;它的生成和代谢,又依赖于脏腑、经络等组织器官的正常生理活动。因此,无论在生理还是病理方面,气、血、津液和脏腑、经络等组织器官之间,始终存在着互为因果的密切关系。

此外,构成人体的基本物质,在中医学中还有"精"。"精"在中医学理论上的基本含义,有狭义与广义之分:狭义之"精",即是通常所说的生殖之精;广义之"精",泛指一切精微物质,包括气、血、津液和从饮食物中摄取的营养物质,故称作"精气"。生殖之精,与肾的关系最为密切,已在第三章脏腑中论述,本章不再复赘。

4·1 气

4·1·1 气的基本概念

气,在古代是人们对于自然现象的一种朴素认识。早在春秋战国时期的唯物主义哲学家,就认为"气"是构成世界的最基本物质;宇宙间的一切事物,都是由气的运动变化而产生的。如《周易·系辞》说:"天地氤氲,万物化生。"这种朴素的唯物主义观点被引进医学领域,在中医学中逐渐形成了气的基本概念。

气,是构成人体的最基本物质。《素问·宝命全形论》说:"人以天地之气生,四时之法成。""天地合气,命之曰人。"这就是说,人是自然界的产物,也就是"天地之气"的产物。人的形体构成,实际上也是以"气"为其最基本的物质基础,故《医门法律》又说:"气聚则形成,气散则形亡。"

气,又是维持人的生命活动的最基本物质。《素问·六节藏象论》说:"天食(音义同'饲')人以五气,地食(音义同'饲')人以五味。五气入鼻,藏于心肺,上使五色修明,音声能彰;五味入口,藏于肠胃,味有所藏,以养五气。气和而生,津液相成,神乃自生。"人的生命活动,需要从"天地之气"中摄取营养成分,以养五脏之气,从而维持机体的生理活动。所以,气是维持人体生命活动的最基本物质。

气,是构成人体和维持人体生命活动的最基本物质。由于气具有活力很强的不断运动着的特性,对人体生命活动有推动和温煦等作用,因而中医学中以气的运动变化来阐释人体的生命活动。

4·1·2 气的生成

人体的气,来源于禀受父母的先天之精气、饮食物中的营养物质(即水谷之精气,简称"谷气")和存在于自然界的清气。通过肺、脾胃和肾等脏器生理功能的综合作用,将三者结合起来而生成。

先天之精气,依赖于肾藏精气的生理功能,才能充分发挥先天之精气的生理效应;水谷之精气,依赖于脾胃的运化功能,才能从饮食物中摄取而化生;存在于自然界的清气,则依赖于肺的呼吸功能,才能吸入。因此,从气的来源或气的生成来看,除与先天禀赋、后天饮食营养,以及自然环境等状况有关外,均与肾、脾胃、肺的生理功能密切相关。肾、脾胃、肺等生理功能正常并保持平衡,人体的气才能充沛;反之,肾、脾胃、肺等生理功能的任何环节的异常或失去协调平衡,均能影响气的生成,或影响气的正常生理效应,从而形成气虚等病理变化。

此外,在气的生成过程中,脾胃的运化功能尤其重要。因人在出生以后,必须依赖饮食物的营养以维持生命活动,而机体从饮食物中摄取营养物质,又完全依赖脾胃的受纳和运化功能,才能对饮食物进行消化、吸收,把其中营养物质化为水谷精气。先天之精气,必须依赖于水谷精气的充养,才能发挥其生理效应。所以《灵枢·营卫生会》说:"人受气于谷。"《灵枢·五味》说:"故谷不入半日则气衰,一日则气少矣。"

4·1·3　气的生理功能

气,是维持人体生命活动的最基本物质,它对于人体具有十分重要的多种生理功能。故《难经·八难》说:"气者,人之根本也。"张景岳说:"人之有生,全赖此气。"(《类经·摄生类》)

气的生理功能,主要有五个方面:

(1) 推动作用　气是活力很强的精微物质,它对于人体的生长发育,各脏腑、经络等组织器官的生理活动,血的生成和运行,津液的生成、输布和排泄等,均起着推动作用和激发其运动的作用。如果气的虚衰或气的推动、激活作用减弱,均能影响及机体的生长、发育,或出现早衰,或使脏腑、经络等组织器官的生理活动减弱,或使血和津液的生成不足和运行迟缓,从而引起血虚、血液运行不利和水液停滞等病理变化。

(2) 温煦作用　《难经·二十二难》说"气主煦之",即是说气是人体热量的来源。人体的体温,是依靠气的温煦作用来维持恒定;各脏腑、经络等组织器官,也要在气的温煦作用下进行正常的生理活动;血和津液等液态物质,也要依靠气的温煦作用,进行着正常的循环运行,故说"血得温而行,得寒而凝"。如果气的温煦作用失常,不仅出现畏寒喜热、四肢不温、体温低下、血和津液运行迟缓等寒象;还可因某些原因,引起气聚而不散,气郁而化热,出现恶热喜冷、发热等热象。所以《素问·刺志论》说:"气实者,热也;气虚者,寒也。"

(3) 防御作用　机体的防御作用是非常复杂的,虽然包括了气、血、津液和脏腑、经络等组织器官的多方面的综合作用,但毫无异议,气在这里是起着相当重要的作用。气的防御作用,主要体现于护卫全身的肌表,防御外邪的入侵。《素问·评热病论》说:"邪之所凑,其气必虚。""其气必虚",是指气的防御作用减弱,外邪得以侵入机体而致病。由此可见,气的防御作用减弱;全身的抗病能力必须随之而下降,机体也易罹疾病。

(4) 固摄作用　气的固摄作用,主要是对血、津液等液态物质具有防止其无故流失的作用。具体表现在:固摄血液,可使血液循脉而行,防止其逸出脉外;固摄汗液、尿液、唾液、胃液、肠液和精液等,控制其分泌排泄量,以防止其无故流失。若气的固摄作用减弱,能导致体内液态物质大量流失的危险。如气不摄血,可导致各种出血;气不摄津,可导致自汗、多尿或小便失禁、流涎、泛吐清水、泄泻滑脱;气不固精,可出现遗精、滑精和早泄等。

气的固摄作用与推动作用是相反相成的两个方面。气一方面能推动血液的运行和津液的输布、排泄；另一方面，气又可固摄体内的液态物质，防止其无故流失。由于这两个方面作用的相互协调，构成了气对体内液态物质的正常运行、分泌、排泄的调节和控制，这是维持人体正常的血液循行和水液代谢的重要环节。

（5）气化作用　气化，是指通过气的运动而产生的各种变化。具体地说，是指精、气、血、津液各自的新陈代谢及其相互转化。例如：气、血、津液的生成，都需要将饮食物转化成水谷之精气，然后再化生成气、血、津液等；津液经过代谢，转化成汗液和尿液；饮食物经过消化和吸收后，其残渣转化成糟粕等，都是气化作用的具体表现。如果气化功能失常，即能影响到气、血、津液的新陈代谢；影响到饮食物的消化吸收；影响汗液、尿液和粪便等的排泄，从而形成各种代谢异常的病变。所以说气化作用的过程，实际上就是体内物质代谢的过程，是物质转化和能量转化的过程。

气的五个功能，虽然各不相同，但都是人体生命活动中不可缺一，它们密切地协调配合，相互为用。

4·1·4　气的运动和运动形式

人体的气，是不断运动着的具有很强活力的精微物质。它流行于全身各脏腑、经络等组织器官，无处不有，时刻推动和激发着人体的各种生理活动。

气的运动，称作"气机"。气的运动形式，虽是多种多样，但在理论上可以将它们归纳为升、降、出、入四种基本运动形式。

人体的脏腑、经络等组织器官，都是气的升降出入场所。气的升降出入运动，是人体生命活动的根本；气的升降出入运动一旦止息，也就意味着生命活动的终止而死亡。如《素问·六微旨大论》说："故非出入，则无以生长壮老已；非升降，则无以生长化收藏。是以升降出入，无器不有。故器者，生化之宇，器散则分之，生化息矣。"

气的升降出入运动，不仅仅是推动和激发了人体的各种生理活动，而且只有在脏腑、经络等组织器官的生理活动中，才能得到具体的体现。例如：肺的呼吸功能，体现着呼气是出，吸气是入；宣发是升，肃降是降；脾胃和肠的消化功能，以脾主升清，胃主降浊来概括整个机体对饮食物的消化、吸收、输布和排泄的全过程；机体的水液代谢，是以肺的宣发肃降，脾胃的运化转输，肾的蒸腾气化和吸清排浊，来概括水液代谢的全过程。所以，机体的各种生理活动，实质上都是气的升降出入的具体体现。

气的升和降、出和入，是对立统一的矛盾运动。从局部来看，并不是每一种生理活动，都必须具备升降出入，而是各有所侧重，如肝、脾主升，肺、胃主降等。从整个机体的生理活动来看，则升和降、出和入之间必须协调平衡，才能维持正常的生理活动。因此，气的升降出入运动，又是协调平衡各种生理功能的一个重要环节。

气的升降出入运动之间的协调平衡，称作"气机调畅"；升降出入的平衡失调，即是"气机失调"的病理状态。"气机失调"有多种表现形式：如由于某些原因，气的升降出入运动受到阻碍，称作"气机不畅"；在某些局部发生阻滞不通时，称作"气滞"；气的上升太过或下降不及时，称作"气逆"；气的上升不及或下降太过时，称作"气陷"；气不能内守而外逸时，称作"气脱"；气不能外达而结聚于内时，称作"气结"或"气郁"，甚则"气闭"等。《素问·六微旨大论》说："故无不出入，无不升降。化有大小，期有远近。四者之有，而贵常守，反常则灾害至矣。"充分说明了气的升降出入运动，从局部来看有所侧重，但从总体上却是有一定的规律，而且是协调平衡的。

4·1·5　气的分布与分类

人体的气,从整体上说,是由肾中精气、脾胃运化而来的水谷精气和肺吸入的清气所组成,在肾、脾胃、肺等生理功能的综合作用下所生成,并充沛于全身而无处不到。但具体地说,人体的气,又是多种多样的,由于其主要组成部分、分布部位和功能特点的不同,而又有各种不同的名称。主要有如下几种:

4·1·5·1　元气　元气,又名"原气"、"真气",是人体最基本、最重要的气,是人体生命活动的原动力。

(1)组成与分布　元气的组成,以肾所藏的精气为主,依赖于肾中精气所化生。《难经·三十六难》说:"命门者……原气之所系也。"明确地指出了元气根于肾。肾中精气以受之于父母的先天之精为基础,又赖后天水谷精气的培育。如《景岳全书》说:"故人之自生至老,凡先天之有不足者,但得后天培养之力,则补天之功,亦可居其强半,此脾胃之气所关于人生者不小。"可见元气的盛衰,并不完全取决于先天禀赋,亦与脾胃运化水谷精气的功能密切相关。

元气是通过三焦而流行于全身的。内至脏腑,外达肌肤腠理,都是以三焦为通道,而作用于机体的各个部分。《难经·六十六难》说:"三焦者,原气之别使也。"

(2)主要功能　元气的主要功能,是推动人体的生长和发育,温煦和激发各个脏腑、经络等组织器官的生理活动,所以说,元气是人体生命活动的原动力,是维持生命活动的最基本物质。机体的元气充沛,则各脏腑、经络等组织器官的活力就旺盛,机体的素质就强健而少病。若因先天禀赋不足,或因后天失调,或因久病损耗,以致元气的生成不足或耗损太过时,就会形成元气虚衰而产生种种病变。

4·1·5·2　宗气　宗气,是积于胸中之气,宗气在胸中积聚之处,称作"气海",又称"膻中"。故《灵枢·五味》说:"其大气之搏而不行者,积于胸中,命曰气海。"

(1)组成与分布　宗气,是以肺从自然界吸入的清气和脾胃从饮食物中运化而生成的水谷精气为其主要组成部分,相互结合而成。因此,肺的呼吸功能与脾胃的运化功能正常与否,直接影响着宗气的旺盛与衰少。

宗气聚集于胸中,贯注于心肺之脉,上"出于肺,循喉咽,故呼则出,吸则入"(《灵枢·五味》);下"蓄于丹田,注足阳明之气街(相当于腹股沟部位)而下行于足"(《类经·针刺类·解结推引》),故《灵枢·邪客》说:"宗气积于胸中,出于喉咙,以贯心脉而行呼吸焉。"《灵枢·刺节真邪》又说:"宗气留于海,其下者,注于气街;其上者,走于息道。"

(2)主要功能　宗气的主要功能有两个方面:一是走息道以行呼吸。凡语言、声音、呼吸的强弱,都与宗气的盛衰有关。二是贯心脉以行气血。凡气血的运行、肢体的寒温和活动能力、视听的感觉能力、心搏的强弱及其节律等,皆与宗气的盛衰有关。故《素问·平人气象论》说:"胃之大络,名曰虚里,贯膈络肺。出于左乳下,其动应衣,脉宗气也。盛喘数绝者,其病在中……绝不至,曰死;乳之下,其动应衣,宗气泄也。"这就充分说明了宗气具有推动心脏的搏动、调节心率和心律等功能。所以,在临床上常常以"虚里"处(相当于心尖搏动部位)的搏动状况和脉象来测知宗气的盛衰。

4·1·5·3　营气　营气,是与血共行于脉中之气。营气富于营养,故又称"荣气"。营与血关系极为密切,可分而不可离,故常常"营血"并称。营气与卫气相对而言,属于阴,故又称为"营阴"。

（1）组成与分布　营气，主要来自脾胃运化的水谷精气，由水谷精气中的精华部分所化生。营气分布于血脉之中，成为血液的组成部分而循脉上下，营运于全身。故《素问·痹论》说："营者，水谷之精气也。和调于五脏，洒陈于六腑，乃能入于脉也。故循脉上下，贯五脏，络六腑也。"

（2）主要功能　营气的主要生理功能，有营养和化生血液两个方面。水谷精微中的精专部分，是营气的主要成分，是脏腑、经络等生理活动所必需的营养物质，同时又是血液的组成部分。所以《灵枢·邪客》说："荣气者，泌其津液，注之于脉，化以为血，以荣四末，内注五脏六腑。"

4·1·5·4　卫气　卫气，是运行于脉外之气。卫气与营气相对而言，属于阳，故又称为"卫阳"。

（1）组成与分布　卫气，主要由水谷精气所化生，它的特性是"慓疾滑利"。也就是说它的活动力特别强，流动很迅速。所以它不受脉管的结束，运行于皮肤、分肉之间，熏于肓膜，散于胸腹。

（2）主要功能　卫气的生理功能有三方面：一是护卫肌表，防御外邪入侵。二是温养脏腑、肌肉、皮毛等；三是调节控制腠理的开合、汗液的排泄，以维持体温的相对恒定等。如《灵枢·本藏》说："卫气者，所以温分肉，充皮肤，肥腠理，司开合者也。""卫气和，则分肉解利，皮肤润柔，腠理致密矣。"

营气和卫气，都以水谷精气为其主要的生成来源，但是"营在脉中"、"卫在脉外"（《灵枢·营卫生会》）；营主内守而属于阴，卫主外卫而属于阳，二者之间的运行必须协调，不失其常，才能维持正常的腠理开合、正常的体温、"昼精而夜寐"（《灵枢·营卫生会》），以及正常的防御外邪的能力；反之，若营卫不和，即可出现恶寒发热、无汗或汗多，"昼不精而夜不寐"，以及抗御外邪能力低下等。

人体的气，除了上述最重要的四种气之外，还有"脏腑之气"、"经络之气"等。所谓"脏腑之气"和"经络之气"，实际上都是元气所派生的，是元气分布于某一脏腑或某一经络，即成为某一脏腑或某一经络之气，它属于人体元气的一部分，是构成各脏腑、经络的最基本物质，又是推动和维持各脏腑、经络进行生理活动的物质基础。

在中医学里，气的名称还有很多。例如：把机体从饮食物中吸取的营养物质，称作"水谷精气"、"谷气"；把致病的物质，称作"邪气"；把体内不正常的水液，称作"水气"；把整个机体的生理功能和抗病能力，称作"正气"；把中药的寒、热、温、凉四种性质和作用，称作"四气"等。由此可见，"气"在中医学里是一字多义，有作为"性质"，有作为"功能"，也有作为"气候"等。这些都和本章所论述的构成人体基本物质的"气"，是有区别的。

4·2　血

4·2·1　血的基本概念

血，是红色的液态样物质，是构成人体和维持人体生命活动的基本物质之一，具有很高的营养和滋润作用。

血必须在脉中运行，才能发挥它的生理效应。如因某些原因而逸出于脉外，即为出血，又可称为"离经之血"。脉，具有阻遏血液逸出的功能，故有"血府"之称。

4·2·2　血的生成

血，主要由营气和津液所组成。营气和津液，都来自所摄入的饮食物经脾和胃的消化吸收而生成的水谷精微,所以说脾和胃是气血生化之源。《灵枢·决气》所说的"中焦受气取汁,变化而赤,是谓血",即是充分说明了脾和胃(中焦)的运化功能在生成血液过程中的地位和作用。至于血液的生成过程,则又要通过营气和肺的作用,方能化生为血。如《灵枢·邪客》在论述营气化生血液的功能时说:"营气者,泌其津液,注之于脉,化以为血;以荣四末,内注五脏六腑……"《灵枢·营卫生会》中更强调了肺在化生血液中的作用,说:"中焦亦并胃中,出上焦之后,此所受气者,泌糟粕,蒸津液,化其精微,上注于肺脉,乃化而为血。以奉生身,莫贵于此,故独得行于经隧。"

综上所述,营气和津液,都是生成血的主要物质基础。由于营气和津液都来源于水谷精气,所以饮食营养和优劣和脾胃运化功能的强弱,直接影响着血液的化生。饮食营养的长期摄入不足,或脾胃运化功能的长期失调,均可导致血液的生成不足,而形成血虚的病理变化。

此外,精和血之间还存在着相互资生和转化的关系。精藏于肾,血藏于肝。肾中精气充盈,则肝有所养,血有所充;肝的藏血量充盛,则肾有所藏,精有所资,故有"精血同源"之说。

4·2·3 血的功能

血,具有营养和滋润全身的生理功能。血在脉中循行,内至脏腑,外达皮肉筋骨,如环无端,运行不息,不断地对全身各脏腑组织器官起着充分的营养和滋润作用,以维持正常的生理活动。《难经·二十二难》说"血主濡之",这是对血的营养和滋润作用的简要概括。《素问·五脏生成》说:"肝受血而能视,足受血而能步,掌受血而能握,指受血而能摄。"这是进一步阐释了机体的感觉和运动,必须依赖于血所提供的营养和滋润作用才能维持正常的功能活动。

血的营养和滋润作用,具体体现在面色的红润、肌肉的丰满和壮实、皮肤和毛发的润泽有华、感觉和运动的灵活自如等方面。如果血的生成不足或持久地过度耗损,或血的营养和滋润作用减弱,均可引起全身或局部血虚的病理变化,出现头昏目花、面色不华或萎黄、毛发干枯、肌肤干燥、肢体或肢端麻木等临床表现。

血,是机体精神活动的主要物质基础。故《素问·八正神明论》说:"血气者,人之神,不可不谨养。"人的精力充沛,神志清晰,感觉灵敏,活动自如,均有赖于血气的充盛,血脉的调和与流利。正如《灵枢·平人绝谷》中说的"血脉和利,精神乃居"。所以,不论何种原因所形成的血虚、血热或运行失常,均可以出现精神衰退、健忘、多梦、失眠、烦躁,甚则可见神志恍惚、惊悸不安,以及谵狂、昏迷等神志失常的多种临床表现。

4·2·4 血的运行

血在脉管中运行不息,流布于全身,环周不休。随着血的运行,为全身各脏腑组织器官提供了丰富的营养,以供其需要。

血,属于阴而主静。血的运行,主要依赖于气的推动作用。血在脉管中运行而不至逸出脉外,也是由于气的固摄作用;由于脉管具有"壅遏营气,令无所避"(《灵枢·决气》)的功能,所以在正常情况下,血液不会离于经隧逸出脉外而导致出血。

脉管是一个相对密闭的管道系统,血和营气在脉管中循环运行。早在《内经》中已有明确的记载。如《灵枢·营卫生会》中说:"营在脉中,卫在脉外,营周不休,五十而复大会,阴阳相贯,如环无端。"至于血液循环的具体走向,在《素问·经脉别论》中有这样一段记载:"食气入胃,散精于肝……食气入胃,浊气归心,淫精于脉,脉气流经,经气归于肺,肺朝百脉,输精于皮毛,毛脉合精,行气于府,府精神明,留于四藏,气归于权衡。"这段原文描述了水谷精气的运行走向,但实际上已十分明确地指出了水谷精气是进入血液循环的。故从中得以了解血液循环的具体走向,这个走向虽与现代生理学所已知的有所不同,但已明确指出了心、肺和脉构成了血液的循环系统。

血液的正常运行,决定于气的推动作用和固摄作用之间的协调平衡。由于心脏的搏动,推动着血液的运行。《素问·痿论》说:"心主身之血脉。"《医学入门》说:"人心动,则血行诸经。"血液正常的循行,还与其它某些脏器生理功能的协调平衡密切相关,如:肺的宣发和朝会百脉,肝的疏泄等,是推动和促进血液运行的重要因素;脾的统血和肝的藏血等,是固摄血液的重要因素。此外,脉道是否通利,血的或寒或热等,更是直接地影响着血液运行的或迟或速。《素问·调经论》说:"血气者,喜温而恶寒,寒则涩不能流,温则消而去之。"因此,血液循环的正常运行,不仅依赖于心的生理功能是否正常,而且还在于肺、肝、脾等脏器的生理功能是否协调平衡。如果推动和促进血液运行的因素增加,或固摄血液的作用减弱,则血液的运行可因之而变速,其则逸出脉外,而导致出血;反之,则血液的运行因之而变慢,运行不利,可导致血瘀等病理变化。

4·3　津液

4·3·1　津液的基本概念

津液,是机体一切正常水液的总称,包括各脏腑组织器官的内在体液及其正常的分泌物,如胃液、肠液和涕、泪等。津液,同气和血一样,是构成人体和维持人体生命活动的基本物质。

津和液,同属于水液,都来源于饮食,有赖于脾和胃的运化功能而生成。由于津和液在其性状、功能及其分布部位等方面均有所不同,因而也有一定的区别。一般地说,性质较清稀,流动性较大,布散于体表皮肤、肌肉和孔窍,并能渗注于血脉,起滋润作用的,称为津;性质较稠厚,流动性较小,灌注于骨节、脏腑、脑、髓等组织,起濡养作用的,称为液。故《灵枢·五癃津液别》说:"津液各走其道,故三焦出气,以温肌肉,充皮肤,为其津;其流而不行者,为液。"津和液之间可以相互转化,故津和液常同时并称,但在发生"伤津"和"脱液"的病理变化时,在辨证论治中,又须加以区分。

4·3·2　津液的生成、输布和排泄

津液的生成、输布和排泄,是一个复杂的生理过程,涉及多个脏腑的一系列生理功能。《素问·经脉别论》说:"饮入于胃,游溢精气,上输于脾,脾气散精,上归于肺,通调水道,下输膀胱,水精四布,五经并行。"这是对津液的生成和输布、排泄过程的简明概括。

津液来源于饮食水谷。津液的生成,是通过胃对饮食物的"游溢精气"和小肠的"分清别浊"、"上输于脾"而生成。津液的输布和排泄,主要是通过脾的转输、肺的宣降和肾的蒸腾气化,以三焦为通道输布于全身。

脾对津液的输布作用,即是《素问·太阴阳明论》所说的"为胃行其津液"。脾胃是通过经脉,一方面将津液"以灌四旁"(《素问·玉机真脏论》)和全身;另一方面,则将津液"上输于肺"。这两个方面统属于脾的"散精"功能。

肺对津液的输布和排泄作用,又称作"通调水道"。通过肺的宣发作用,将津液输布于全

身体表,以发挥津液的营养和滋润作用,津液通过代谢化为汗液而排出体外。故说肺"输精于皮毛"(《素问·经脉别论》)。津液通过肺的肃降作用,向下输送到肾和膀胱,最后化为尿液而排出体外。此外,肺在呼气中也排出了大量的水分。可见,肺的宣发肃降,通调水道,对于津液的输布和排泄起着重要的作用。

肾对于津液的输布和排泄,亦起着极其重要的主宰作用。《素问·逆调论》说:"肾者水脏,主津液。"肾对津液的主宰作用,主要表现在肾所藏的精气,是机体生命活动的原动力,亦是气化作用的原动力。因而胃的"游溢精气"、脾的"散精"、肺的"通调水道"以及小肠的"分清别浊",都需要依靠肾的蒸腾气化作用而实现。全身的津液,最后亦都要通过肾的蒸腾气化,升清降浊,使"清者"蒸腾上升,从而向全身布散;"浊者"下降化为尿液,注入膀胱。尿液排泄量的多少,实际上是调节着全身津液的代谢平衡。故《素问·水热穴论》说:"肾者,胃之关也。关门不利,故聚水而从其类也。"

综上所述,津液的生成,依赖于脾胃对饮食物的运化功能;津液的输布,依靠脾的"散精"和肺的"通调水道"功能;津液的排泄,主要是依靠汗液、尿液和随着呼吸排出的水气;津液在体内的升降出入,是在肾的气化蒸腾作用下,以三焦为通道,随着气的升降出入,布散于全身而环流不息。故《素问·灵兰秘典论》说:"三焦者,决渎之官,水道出焉。"可见津液的生成、输布、排泄及其维持代谢平衡,依赖于气和许多脏腑一系列生理功能的协调平衡;其中尤以肺、脾、肾三脏的生理功能起着主要的调节平衡作用。所以,不论是气的病变或许多脏腑的病变,均可影响及津液的生成、输布、排泄,破坏津液的代谢平衡,从而形成伤津、脱液等津液不足的病理变化,或形成内生水、湿、痰、饮等津液环流障碍,水液停滞积聚的病理变化。

4·3·3　津液的功能

津液有滋润和濡养的生理功能。如:布散于肌表的津液,具有滋润皮毛肌肤的作用;流注于孔窍的津液,具有滋润和保护眼、鼻、口等孔窍作用;渗入于血脉的津液,具有充养和滑利血脉的作用,而且也是组成血液的基本物质;注入于内脏组织器官的津液,具有濡养和滋润各脏腑组织器官的作用;渗入于骨的津液,具有充养和濡润骨髓、脊髓和脑髓等作用。故《灵枢·决气》说:"腠理发泄,汗出溱溱,是谓津……谷入气满,淖泽注于骨,骨属屈伸,泄泽,补益脑髓,皮肤润泽,是谓液。"

4·4　气、血、津液之间的相互关系

气、血、津液的性状及其功能,均有其各自的特点。但是,这三者又均是构成人体和维持人体生命活动的最基本物质。三者的组成,均离不开脾胃运化而生成的水谷精气。三者的生理功能,又存在着相互依存、相互制约和相互为用的关系。因此,无论在生理或病理情况下,气、血、津液之间均存在着极为密切的相互关系。

4·4·1　气和血的关系

气属于阳,血属于阴。《难经·二十二难》说:"气主煦之,血主濡之。"简要地概括了气和血在功能上的差别。但是,气和血之间,又存在着"气为血之帅"、"血为气之母"的密切关系。具体地说,即是存在着气能生血、行血、摄血和血为气之母四个方面的关系。

4·4·1·1　气能生血　气能生血,是指血的组成及其生成过程中,均离不开气和气的运动变化——气化功能。营气和津液,是血的主要组成部分,它们来自脾胃所运化的水谷精气。从摄入的饮食物,转化成水谷精气;从水谷精气转化成营气和津液;从营气和津液转化

成赤色的血,均离不开气的运动变化。因此说,气能生血。气旺,则化生血的功能亦强;气虚,则化生血的功能亦弱,甚则可导致血虚。因此,在临床治疗血虚的病证时,常常配合应用补气的药物以提高疗效,这是气能生血理论指导临床的实际应用。

4·4·1·2　气能行血　血属阴而主静。血不能自行,有赖于气的推动;气行则血行,气滞则血瘀。血液的循行,有赖于心气的推动,肺气的宣发布散,肝气的疏泄条达。因此,气虚则推动无力;气滞则血行不利、血行迟缓而形成血瘀,甚则阻滞于脉络,结成瘀血。气机逆乱,血行亦随气的升降出入异常而逆乱。如血随气升,可见面红、目赤、头痛,甚则吐血;血随气陷,可见脘腹坠胀,甚则下血、崩漏等。临床治疗血行失常的病证时,常分别配合应用补气、行气、降气等药物,才能获得较好的效果,此是气能行血理论指导临床的实际应用。

4·4·1·3　气能摄血　摄血,是气固摄功能的具体体现。血在脉中循行而不逸出脉外,主要依赖于气对血的固摄作用。如果气虚而固摄血液的作用减弱,可导致各种出血的病证,即是"气不摄血"。治疗时,必须用补气摄血的方法,才能达到止血的目的。

以上三个方面气对血的作用,可概括为"气为血帅"。

4·4·1·4　血为气之母　血为气之母,是指血是气的载体,并给气以充分的营养。由于气的活力很强,易于逸脱,所以气必须依附于血和津液,而存在于体内。如果气失去依附,则浮散无根而发生气脱。所以,血虚者,气亦易衰;血脱者,气亦逸脱。在治疗大出血时,往往多用益气固脱之法,其机理亦在于此。

4·4·2　气和津液的关系

气属阳,津液属阴。气和津液的关系,与气和血的关系极其雷同。津液的生成、输布和排泄,全赖于气的升降出入运动和气的气化、温煦、推动和固摄作用;而气在体内的存在,不仅依附于血,且亦依附于津液,故津液亦是气的载体。兹分述如下:

4·4·2·1　气能生津　津液的生成,来源于摄入的饮食物,有赖于胃的"游溢精气"和脾的运化水谷精气。所以,脾胃之气健旺,则化生的津液就充盛;脾胃之气虚衰,则影响津液的生成,而致津液不足。因此,在临床上亦常可见气津两伤之证。

4·4·2·2　气能行(化)津　津液的输布及其化为汗、尿等排出体外,全赖于气的升降出入运动。由于脾气的"散精"和转输、肺气的宣发和肃降、肾中精气的蒸腾气化,才能促使津液输布于全身而环周不休,使经过代谢的多余津液转化为汗液和尿液排出体外,津液的代谢才能维持生理平衡。在气的升降出入运动不利时,津液的输布和排泄亦随之而受阻;由于某种原因,津液的输布和排泄受阻而发生停聚时,则气的升降出入运动,亦随之而不利。因此,气虚、气滞可致津液停滞,称作气不行(化)水;津液停聚而致气机不利,则称作水停气滞(阻)。二者互为因果,从而形成内生之水湿、痰、饮,甚则形成水泛为肿的病理变化。临床治疗时,行气与利水之法须并用,才能取得较好的效果。

4·4·2·3　气能摄津、津能载气　津液的排泄,有赖于气的推动和气化作用。维持津液代谢的正常平衡,也有赖于气的固摄作用。因此,在气虚或气的固摄作用减弱时,势必导致体内津液的无故流失,发生多汗、漏汗、多尿、遗尿等病理现象。反之,由于津液能载气,故在多汗、多尿和吐泻等大量津液流失的情况下,亦可出现"气随津脱"的病证。《金匮要略心典》说:"吐下之余,定无完气",即是此意。

4·4·3　血和津液的关系

血和津液,都是液态样的物质,也都有滋润和濡养的作用,与气相对而言,二者都属于阴。因此,血和津液之间亦存在着极其密切的关系。

血和津液的生成都来源于水谷精气,由水谷精气所化生,故有"津血同源"之说。津液渗注于脉中,即成为血液的组成部分。《灵枢·痈疽》说:"中焦出气如雾,上注溪谷,而渗孙脉,津液和调,变化而赤为血。"这说明了在生理上,津液是血液的重要组成部分。

在病理情况下,血和津液之间也多相互影响。如:在失血过多时,脉外之津液,可渗注于脉中,以补偿脉内血液容量的不足;与此同时,由于脉外之津液大量渗注于脉内,则又可形成津液的不足,出现口渴、尿少、皮肤干燥等病理现象。反之,在津液大量损耗时,不仅渗入脉内之津液不足,甚至脉内之津液亦可渗出于脉外,形成血脉空虚、津枯血燥等病变。因此,对于失血患者,临床上不宜采用汗法,《伤寒论》有"衄家不可发汗"和"亡血家不可发汗"之诫;对于多汗夺津或津液大亏的患者,亦不可轻用破血、逐血之峻剂,故《灵枢·营卫生会》又有"夺血者无汗,夺汗者无血"之说。这即是"津血同源"理论在临床上的实际应用。

5 经　　络

经络学说，是研究人体经络的生理功能、病理变化及其与脏腑相互关系的学说，是中医学理论体系的重要组成部分。

经络学说是古人在长期的医疗实践中，从针灸、推拿、气功等各个方面积累了经验，并结合当时的解剖知识，逐步上升为理论的基础上而产生。它不仅是针灸、推拿、气功等学科的理论基础，而且对指导中医临床各科，均有十分重要的意义。脏象学说、气血津液理论、病因学说等基础理论同经络学说结合起来，才能比较完整地阐释人体的生理功能、病理变化，并指导诊断和确定治法。所以，历代医学家都十分重视经络学说，甚至有"不诵十二经络，开口动手便错"之说（见《医学入门》引张子和语）。

5·1　经络的概念和经络系统的组成

5·1·1　经络的概念

经络是运行全身气血，联络脏腑肢节，沟通上下内外的通路。

经络，是经脉和络脉的总称。《医学入门》说："经者，径也；经之支脉旁出者为络。"说明经脉是主干，络脉是分支。经，有路径的意思；络，有网络的意思。经脉大多循行于深部，络脉循行于较浅的部位，有的络脉还显现于体表。正如《灵枢·经脉》所说："经脉十二者，伏行分肉之间，深而不见……诸脉之浮而常见者，皆络脉也。"经脉有一定的循行径路，而络脉则纵横交错，网络全身，把人体所有的脏腑、器官、孔窍以及皮肉筋骨等组织联结成一个统一的有机整体。

5·1·2　经络系统的组成

经络系统，是由经脉和络脉组成。在内连属于脏腑，在外连属于筋肉、皮肤，所以《灵枢·海论》说它"内属于腑脏，外络于肢节"。

经脉可分为正经和奇经两类。正经有十二，即手足三阴经和手足三阳经，合称"十二经脉"，是气血运行的主要通道。十二经脉有一定的起止、一定的循行部位和交接顺序，在肢体的分布和走向有一定的规律，同体内脏腑有直接的络属关系。奇经有八条，即督、任、冲、带、阴跷、阳跷、阴维、阳维，合称"奇经八脉"，有统率、联络和调节十二经脉的作用。关于正经和奇经的区别，《圣济总录》认为："脉有奇常，十二经者，常脉也，奇经八脉则不拘于常，故谓之奇经。盖以人之气血常行于十二经脉，其诸经满溢则流入奇经焉。"十二经别是从十二经脉别出的经脉，它们分别起自四肢，循行于体腔脏腑深部，上出于颈项浅部。阳经的经别从本经别出而循行体内后，仍回到本经；阴经的经别从本经别出而循行体内后，却与相为表里的阳经相合。十二经别的作用，主要是加强十二经脉中相为表里的两经之间的联系，还由于它通达某些正经未循行到的器官与形体部位，因而能补正经之不足。

络脉是经脉的分支，有别络、浮络和孙络之分。别络是较大的和主要的络脉。十二经脉与督脉、任脉各有一支别络，再加上脾之大络，合为"十五别络"。别络的主要功能是加强相为表里的两条经脉之间在体表的联系。浮络是循行于人体浅表部位而常浮现的络脉。孙络是最细小的络脉,《素问·气穴论》称它有"溢奇邪"、"通荣卫"的作用。

　　经筋和皮部,是十二经脉与筋肉和体表的连属部分。经络学说认为,人体的经筋是十二经脉之气"结、聚、散、络"于筋肉、关节的体系,是十二经脉的附属部分,所以称"十二经筋"。经筋有连缀四肢百骸、主司关节运动的作用。全身的皮肤,是十二经脉的功能活动反映于体表的部位,也是经络之气的散布所在,所以,把全身皮肤分为十二个部分,分属于十二经脉,称"十二皮部"。

经络系统简表

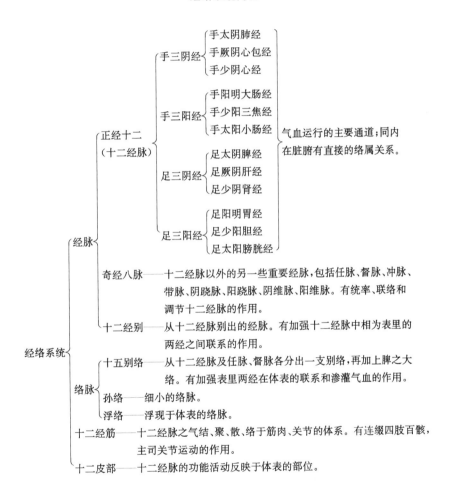

5·2　十二经脉

5·2·1　名称

　　十二经脉对称地分布于人体的两侧,分别循行于上肢或下肢的内侧或外侧,每一经脉分别属于一个脏或一个腑,因此,十二经脉中每一经脉的名称,包括手或足、阴或阳、脏或腑三个部分。手经行于上肢,足经行于下肢;阴经行于四肢内侧,属脏,阳经行于四肢外侧,属腑。（见下表）

十二经脉名称分类表

	阴　经 （属脏）	阳　经 （属腑）	循　行　部　位 （阴经行于内侧，阳经行于外侧）	
手	太阴肺经	阳明大肠经	上肢	前　　缘
	厥阴心包经	少阳三焦经		中　　线
	少阴心经	太阳小肠经		后　　缘
足	太阴脾经*	阳明胃经	下肢	前　　缘
	厥阴肝经*	少阳胆经		中　　线
	少阴肾经	太阳膀胱经		后　　缘

*在小腿下半部和足背部，肝经在前缘，脾经在中线。至内踝上八寸处交叉之后，脾经在前缘，肝经在中线。

5·2·2　走向、交接、分布、表里关系及流注次序

5·2·2·1　走向和交接规律　十二经脉的走向和交接是有一定规律的。《灵枢·逆顺肥瘦》篇说："手之三阴，从脏走手；手之三阳，从手走头；足之三阳，从头走足；足之三阴，从足走腹。"即：手三阴经从胸腔走向手指末端，交手三阳经；手三阳经从手指末端走向头面部，交足三阳经；足三阳经从头面部走向足趾末端，交足三阴经。足三阴经从足趾走向腹腔、胸腔，交手三阴经（见下图）这样就构成一个"阴阳相贯，如环无端"（《灵枢·营卫生会》）的循环径路。

手足阴阳经脉走向交接规律示意图

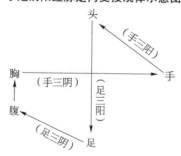

手三阳经止于头部，足三阳经起于头部，手三阳与足三阳在头面部交接，所以说"头为诸阳之会"。

5·2·2·2　分布规律　十二经脉在体表的分布（循行部位），也有一定的规律，即：在四肢部，阴经分布在内侧面，阳经分布在外侧面。内侧分三阴，外侧分三阳，大体上，太阴、阳明在前缘，少阴、太阳在后缘，厥阴、少阳在中线。在头面部，阳明经行于面部、额部；太阳经行于面颊、头顶及头后部；少阳经行于头侧部。在躯干部，手三阳经行于肩胛部；足三阳经则阳明经行于前（胸、腹面），太阳经行于后（背面），少阳经行于侧面。手三阴经均从腋下走出，足三阴经均行于腹面。循行于腹面的经脉，自内向外的顺序为足少阴、足阳明、足太阴、足厥阴。

5·2·2·3　表里关系　手足三阴、三阳，通过经别和别络互相沟通，组合成六对"表里相合"关系。《素问·血气形志》说："足太阳与少阴为表里，少阳与厥阴为表里，阳明与太阴为表里，是为足阴阳也。手太阳与少阴为表里，少阳与心主为表里，阳明与太阴为表里，是为

手之阴阳也。"相为表里的两条经脉,都在四肢末端交接,都分别循行于四肢内外两个侧面的相对位置(足厥阴肝经与足太阴脾经在下肢内踝上八寸处交叉后,变换前后位置:足太阴在前缘,足厥阴在中线),分别络属于相为表里的脏腑(足太阳属膀胱络肾,足少阴属肾络膀胱)。

十二经脉的表里关系,不仅由于相为表里的两条经脉的衔接而加强了联系,而且由于相互络属于同一脏腑,因而使相为表里的一脏一腑在生理功能上互相配合,在病理上也可相互影响。如:脾主运化、升清,胃主受纳、降浊;心火可下移小肠等。在治疗上,相为表里的两条经脉的俞穴可交叉使用,如肺经的穴位可用以治疗大肠或大肠经的疾病。

5·2·2·4 流注次序 十二经脉分布在人体内外,经脉中的气血运行是循环贯注的,即从手太阴肺经开始,依次传至足厥阴肝经,再传至手太阴肺经,首尾相贯,如环无端。其流注次序如下表:

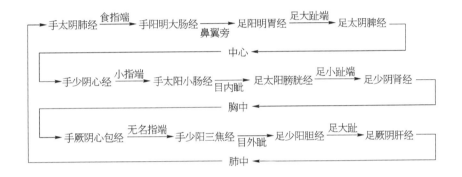

5·2·3 循行部位

5·2·3·1 手太阴肺经 起于中焦,下络大肠,还循胃口(下口幽门,上口贲门),通过膈肌,属肺,至喉部,横行至胸部外上方(中府穴),出腋下,沿上肢内侧前缘下行,过肘窝入寸口上鱼际,直出拇指之端(少商穴)。

分支:从手腕的后方(列缺穴)分出,沿掌背侧走向食指桡侧端(商阳穴),交于手阳明大肠经。(见图5-1)

5·2·3·2 手阳明大肠经 起于食指桡侧端(商阳穴)经过手背行于上肢伸侧前缘,上肩,至肩关节前缘,向后到第七颈椎棘突下(大椎穴),再向前下行入锁骨上窝(缺盆),进入胸腔络肺,向下通过膈肌下行,属大肠。

分支:从锁骨上窝上行,经颈部至面颊,入下齿中,回出挟口两旁,左右交叉于

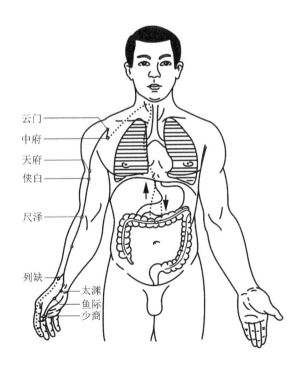

图5-1 手太阴肺经

人中,至对侧鼻翼旁(迎香穴),交于足阳明胃经。(见图5-2)

　　5·2·3·3　足阳明胃经　起于鼻翼旁(迎香穴),挟鼻上行,左右侧交会于鼻根部,旁行入目内眦,与足太阳经相交,向下沿鼻柱外侧,入上齿中,还出,挟口两旁,环绕嘴唇,在颏唇沟

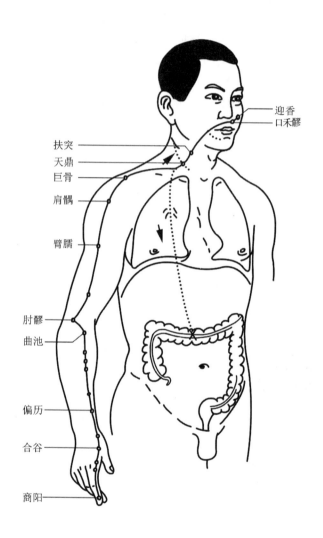

迎香
口禾髎

扶突
天鼎
巨骨
肩髃

臂臑

肘髎
曲池

偏历

合谷

商阳

图5-2　手阳明大肠经

承浆穴处左右相交,退回沿下颌骨后下缘到大迎穴处,沿下颌角上行过耳前,经过上关穴(客主人),沿发际,到额前。

　　分支:从大迎穴前方下行到人迎穴,沿喉咙向下后行至大椎,折向前行,入缺盆,深入体腔,下行穿过膈肌,属胃,络脾。

　　直行者:从缺盆出体表,沿乳中线下行,挟脐两旁(旁开二寸),下行至腹股沟处的气街穴。

　　分支：从胃下口幽门处分出，沿腹腔内下行到气街穴，与直行之脉会合，而后下行大腿前侧，至膝膑，沿下肢胫骨前缘下行至足背，入足第二趾外侧端（厉兑穴）。

　　分支：从膝下三寸处（足三里穴）分出，下行入中趾外侧端。

　　分支：从足背上冲阳穴分出，前行入足大趾内侧端（隐白穴），交于足太阴脾经。（见图 5 - 3）

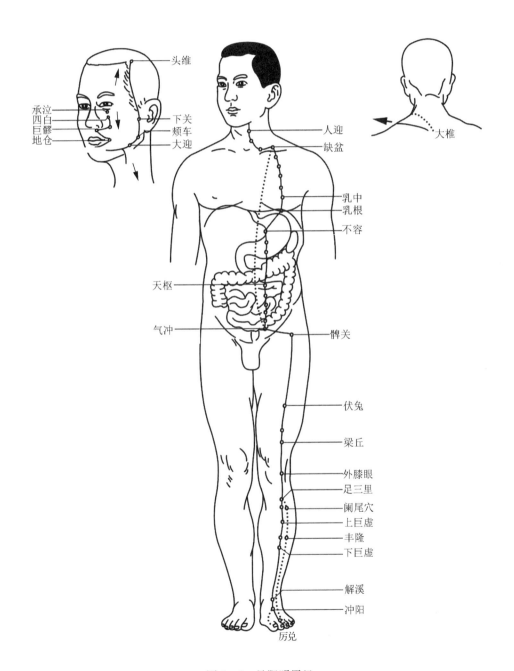

图 5 - 3　足阳明胃经

　　5·2·3·4　足太阴脾经　起于足大趾内侧端(隐白穴),沿内侧赤白肉际,上行过内踝的前缘,沿小腿内侧正中线上行,在内踝上八寸处,交出足厥阴肝经之前,上行沿大腿内侧前缘,进入腹部,属脾,络胃。向上穿过膈肌,沿食道两旁,连舌本,散舌下。

　　分支:从胃别出,上行通过膈肌,注入心中,交于手少阴心经。(见图5-4)

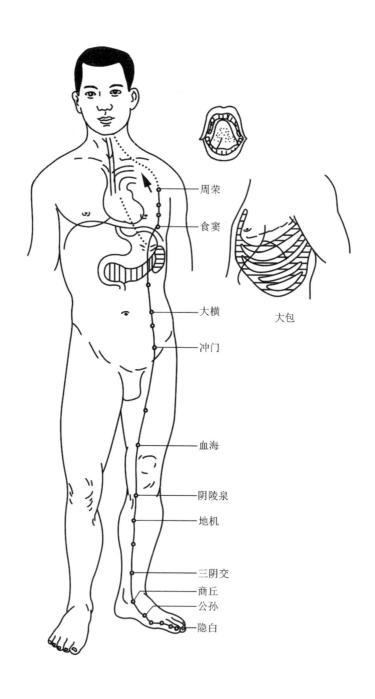

周荣
食窦
大包
大横
冲门
血海
阴陵泉
地机
三阴交
商丘
公孙
隐白

图5-4　足太阴脾经

5·2·3·5　手少阴心经　起于心中,走出后属心系,向下穿过膈肌,络小肠。

分支:从心系分出,挟食道上行,连于目系。

直行者:从心系出来,退回上行经过肺,向下浅出腋下(极泉穴)沿上肢内侧后缘,过肘中,经掌后锐骨端,进入掌中,沿小指桡侧,出小指桡侧端(少冲穴),交于手太阳小肠经。(见图 5－5)

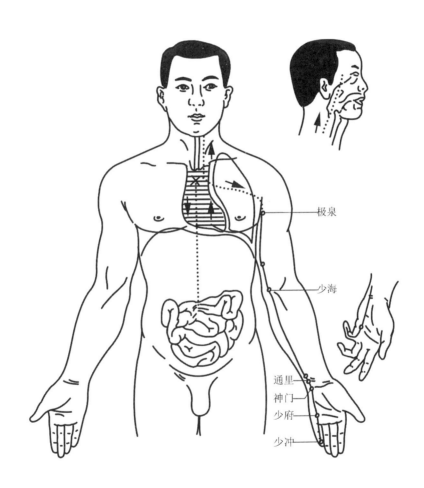

图 5－5　手少阴心经

5·2·3·6　手太阳小肠经　起于小指外侧端(少泽穴),沿手背、上肢外侧后缘,过肘部,到肩关节后面,绕肩胛部,交肩上(大椎穴),前行入缺盆,深入体腔,络心,沿食道,穿过膈肌,到达胃部,下行,属小肠。

分支:从缺盆出来,沿颈部上行到面颊,至目外眦后,退行进入耳中(听宫穴)。

分支:从面颊部分出,向上行于眼下,至目内眦(睛明穴),交于足太阳膀胱经。(见图5-6)

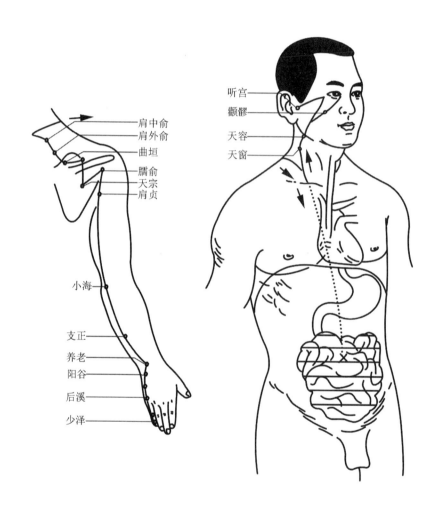

图5-6　手太阳小肠经

5·2·3·7　足太阳膀胱经　起于目内眦(睛明穴),向上到达额部,左右交会于头顶部(百会穴)。

分支:从头顶部分出,到耳上角部。

直行者:从头顶部分别向后行至枕骨处,进入颅腔,络脑,回出分别下行到项部(天柱穴),下行交会于大椎穴,再分左右沿肩胛内侧,脊柱两旁(一寸五分),到达腰部(肾俞穴),进入脊柱两旁的肌肉（膂），深入体腔，络肾，属膀胱。

分支：从腰部分出，沿脊柱两旁下行，穿过臀部，从大腿后侧外缘下行至腘窝中（委中穴）。

分支：从项分出下行，经肩胛内侧，从附分穴挟脊（三寸）下行至髀枢，经大腿后侧至腘窝中与前一支脉会合，然后下行穿过腓肠肌，出走于足外踝后，沿足背外侧缘至小趾外侧端（至阴穴），交于足少阴肾经。（见图5-7）

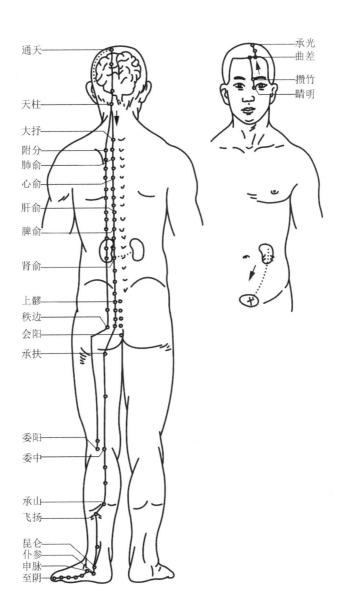

通天
天柱
大抒
附分
肺俞
心俞
肝俞
脾俞
肾俞
上髎
秩边
会阳
承扶
委阳
委中
承山
飞扬
昆仑
仆参
申脉
至阴

承光
曲差
攒竹
睛明

图5-7　足太阳膀胱经

5·2·3·8　足少阴肾经　起于足小趾下,斜行于足心(涌泉穴),出行于舟骨粗隆之下,沿内踝后,分出进入足跟,向上沿小腿内侧后缘,至腘内侧,上股内侧后缘入脊内(长强穴),穿过脊柱,属肾,络膀胱。

直行者:从肾上行,穿过肝和膈肌,进入肺,沿喉咙,到舌根两旁。

分支:从肺中分出,络心,注于胸中,交于手厥阴心包经。(见图 5 - 8)

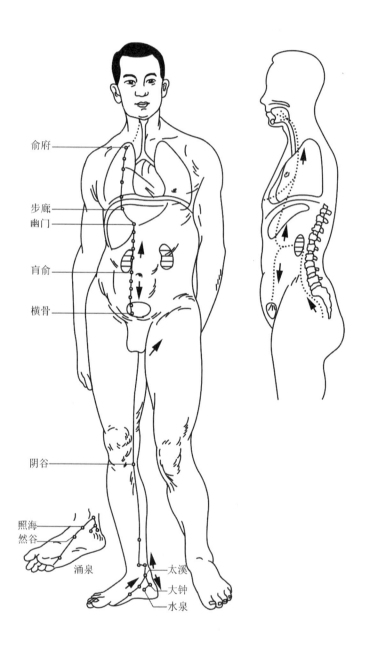

俞府

步廊
幽门

肓俞

横骨

阴谷

照海
然谷

涌泉

太溪
大钟
水泉

图 5 - 8　足少阴肾经

5·2·3·9　手厥阴心包经　起于胸中,出属心包络,向下穿过膈肌,依次络于上、中、下三焦。

分支:从胸中分出,沿胸浅出胁部当腋下三寸处(天池穴),向上至腋窝下,沿上肢内侧中线入肘,过腕部,入掌中(劳营穴),沿中指桡侧,出中指桡侧端(中冲穴)。

分支:从掌中分出,沿无名指出其尺侧端(关冲穴)。交于手少阳三焦经。(见图5-9)

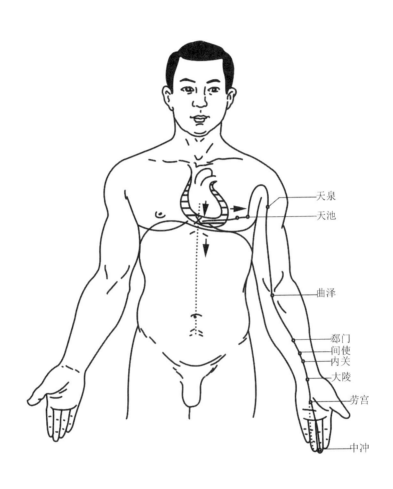

图5-9　手厥阴心包经

5·2·3·10　手少阳三焦经　起于无名指尺侧端(关冲穴),向上沿无名指尺侧至手腕背面,上行尺骨、桡骨之间,通过肘尖,沿上臂外侧向上至肩部,向前行入缺盆,布于膻中,散络心包,穿过膈肌,依次属上、中、下三焦。

分支:从膻中分出,上行出缺盆,至肩部,左右交会于大椎,上行到项,沿耳后(翳风穴),直上出耳上有,然后屈曲向下经面颊部至目眶下。

分支:从耳后分出,进入耳中,出走耳前,经上关穴前,在面颊部与前一分支相交,至目外眦(瞳子髎穴),交于足少阳胆经。(见图5-10)

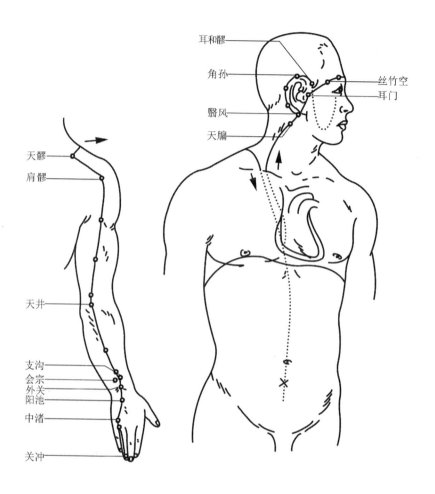

图 5 - 10　手少阳三焦经

5•2•3•11　足少阳胆经　起于目外眦(瞳子髎穴)，上至头角(额厌穴)。再向下到耳后(完骨穴)，再折向上行，经额部至眉上(阳白穴)，又向后折至风池穴，沿颈下行至肩上，左右交会于大椎穴，前行入缺盆。

分支：从耳后进入耳中，出走于耳前，至目外眦后方。

分支：从目外眦分出，下行至大迎穴，同手少阳经分布于面颊部的支脉相合，行至目眶下，向下的经过下颌角部下行至颈部，与前脉会合于缺盆后，进入体腔，穿过膈肌，络肝，属胆，沿胁里浅出气街，绕毛际，横向至环跳穴处。

直行者：从缺盆下行至腋，沿胸侧，过季胁，下行至环跳穴处与前脉会合，再向下沿大腿外侧、膝关节外缘，行于腓骨前面，直下至腓骨下端，浅出外踝之前，沿足背行出于足第四趾外侧端(窍阴穴)。

分支：从足背(临泣穴)分出，前行出足大趾外侧端，折回穿过爪甲，分布于足大趾爪甲后丛毛处，交于足厥阴肝经。(见图 5 - 11)

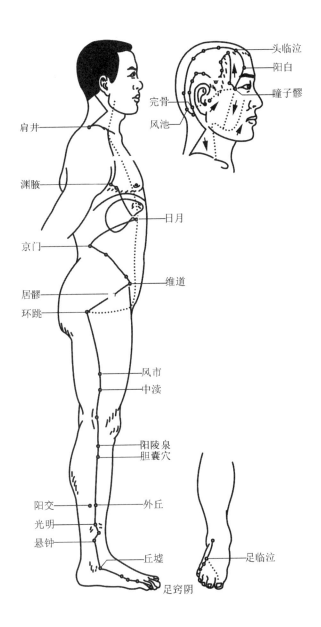

图 5 - 11　足少阳胆经

5·2·3·12　足厥阴肝经　起于足大趾爪甲后丛毛处,向上沿足背至内踝前一寸处(中封穴),向上沿胫骨内缘,在内踝上八寸处交出足太阴脾经之后,上行过膝内侧,沿大腿内侧中线进入阴毛中,绕阴器,至小腹,挟胃两旁,属肝,络胆,向上穿过膈肌,分布于胁肋部,沿喉咙的后边,向上进入鼻咽部,上行连接目系,出于额,上行与督脉会于头顶部。

　　分支:从目系分出,下行于颊里,环绕在口唇的里边。

　　分支:从肝分出,穿过膈肌,向上注入肺,交于手太阴肺经。(见图 5 - 12)

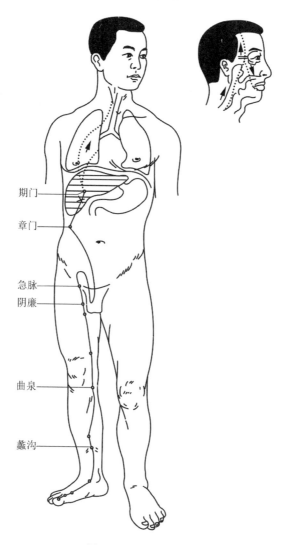

期门

章门

急脉

阴廉

曲泉

蠡沟

图 5-12　足厥阴肝经

【附】《灵枢·经脉》十二经脉原文

肺手太阴之脉,起于中焦,下络大肠,还循胃口,上膈,属肺,从肺系横出腋下,下循臑内,行少阴、心主之前,下肘中,循臂内上骨下廉,入寸口,上鱼,循鱼际,出大指之端。其支者,从腕后直出次指内廉出其端。

大肠手阳明之脉,起于大指次指之端,循指上廉,出合谷两骨之间,上入两筋之中,循臂上廉,入肘外廉,上臑外前廉,上肩,出髃骨之前廉,上出于柱骨之会上,下入缺盆,络肺,下膈,属大肠。其支者,从缺盆上颈、贯颊,入下齿中,还出挟口,交人中,左之右、右之左,上挟鼻孔。

胃足阳明之脉,起于鼻,之(按:疑是"上"字之误)交頞中,旁纳太阳之脉,下循鼻外,入上齿中,还出挟口,环唇,下交承浆,却循颐后下廉,出大迎,循颊车,上耳前,过客主人,循发际,至额颅。其支者,从大迎前下人迎,循喉咙,入缺盆,下膈,属胃,络脾。其直者,从缺盆下乳内廉,下挟脐,入气街中。其支者,起于胃口,下循腹里,下至气街中而合,以下髀关,抵伏兔,下膝膑中,下循胫外廉,下足跗,入中趾内间(按:应作"次趾外间")。其支者,下廉三寸而别,下入中趾外间。其支者,别跗上,入大趾间,出其端。

脾足太阴之脉,起于大趾之端,循趾内侧白肉际,过核骨后,上内踝前廉,上端(按:应作"腨")内,循胫骨后,交出厥阴之前,上膝股内前廉,入腹,属脾,络胃,上膈,挟咽,连舌本,散舌下。其支者,复从胃别上膈,注心中。

心手少阴之脉,起于心中,出属心系;下膈,络小肠。其支者,从心系上挟咽,系目系。其直者,复从心系却上肺,下出腋下,循臑内后廉,行手太阴、心主之后,下肘内,循臂内后廉,抵掌后锐骨之端,入掌内后廉,循小指之内出其端。

小肠手太阳之脉,起于小指之端,循手外侧,上腕,出踝中,直上循臂骨下廉,出肘内侧两骨之间,上循臑外后廉,出肩解,绕肩胛,交肩上,入缺盆,络心,循咽下膈,抵胃,属小肠。其支者,从缺盆循颈,上颊,至目锐眦,却入耳中。其支者,别颊,上䪼,抵鼻,至目内眦。

膀胱足太阳之脉,起于目内眦,上额,交巅。其支者,从巅至耳上角。其直者,从巅入络脑,还出别下项,循肩膊内,挟脊抵腰中,入循膂,络肾,属膀胱。其支者,从腰中下挟脊,贯臀,入腘中。其支者,从膊内左右别下贯胛,挟脊内,过髀枢,循髀外后廉下合腘中,以下贯腨内,出外踝之后,循京骨,至小趾外侧。

肾足少阴之脉,起于小趾之下,斜走足心,出于然谷之下,循内踝之后,别入跟中,以上腨内,出腘内廉,上股内后廉,贯脊,属肾,络膀胱。其直者,从肾上贯肝膈,入肺中,循喉咙,挟舌本。其支者,从肺出络心,注胸中。

心主手厥阴心包络之脉,起于胸中,出属心包络,下膈,历络三焦,其支者,循胸出胁,下腋三寸,上抵腋下,循臑内,行太阴、少阴之间,入肘中,下臂行两筋之间,入掌中,循中指出其端。其支者,别掌中,循小指次指出其端。

三焦手少阳之脉,起于小指次指之端,上出两指之间,循手表腕,出臂外两骨之间,上贯肘,循臑外,上肩,而交出足少阳之后,入缺盆,布膻中,散络心包,下膈,循属三焦。其支者,从膻中上出缺盆,上项,系耳后,直上出耳上角,从屈下颊至䪼。其支者,从耳后入耳中,出走耳前,过客主人前,交颊,至目锐眦。

胆足少阳之脉,起于目锐眦,上抵头角,下耳后,循颈,行手少阳之前,至肩上,却交出手少阳之后,入缺盆。其支者,从耳后入耳中,出走耳前,至目锐眦后;其支者,别锐眦,下大迎,合于手少阳,抵于䪼,下加颊车,下颈,合缺盆,以下胸中,贯膈,络肝,属胆,循胁里,出气街,绕毛际,横入髀厌中。其直者,从缺盆下腋,循胸,过季胁,下合髀厌中,以下循髀阳,出膝外廉,下外辅骨之前,直下抵绝骨之端,下出外踝之前,循足跗上,入小趾次趾之间。其支者,别跗上,入大趾之间,循大趾歧骨内出其端,还贯爪甲,出三毛。

肝足厥阴之脉,起于大趾丛毛之际,上循足跗上廉,去内踝一寸,上踝八寸,交出太阴之后,上腘内廉,循股阴,入毛中,过阴器,抵小腹,挟胃,属肝,络胆,上贯膈,布胁肋,循喉咙之后,上入颃颡,连目系,上出额,与督脉会于巅。其支者,从目系下颊里,环唇内。其支者,复从肝别,贯膈,上注肺。

5·3　奇经八脉

奇经八脉是督脉、任脉、冲脉、带脉、阴跷脉、阳跷脉、阴维脉、阳维脉的总称。由于它们的分布不像十二经脉那样规则,同脏腑没有直接的相互络属,相互之间也没有表里关系,与十二正经不同,故称"奇经"。

奇经八脉纵横交叉于十二经脉之间,具有如下三方面的作用:① 进一步密切十二经脉之间的联系。如"阳维维于阳",组合所有的阳经,"阴维维于阴",组合所有的阴经;带脉"约束诸经",沟通腰腹部的经脉;冲脉通行上下,渗灌三阴、三阳;督脉"总督诸阳",任脉为"诸阴之海"等。② 调节十二经脉的气血。十二经脉气血有余时,则流注于奇经八脉,蓄以备用;十二经脉气血不足时,可由奇经"溢出",给予补充。③ 奇经与肝、肾等脏及女子胞、脑、髓等奇恒之腑的关系较为密切,相互之间在生理、病理上均有一定的联系。

5·3·1　督脉

5·3·1·1　循行部位　起于胞中,下出会阴,沿脊柱里面上行,至项后风府穴处进入颅内,络脑,并由项沿头部正中线,经头顶、额部、鼻部、上唇,到上唇系带处。

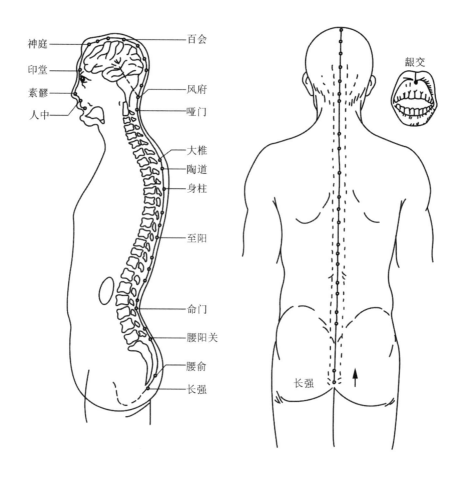

图 5-13　督脉

分支：从脊柱里面分出，属肾。

分支：从小腹内部直上，贯脐中央，上贯心，到喉部，再向上到下颌部，环绕口唇。向上至两眼下部的中央。（见图 5-13）

5·3·1·2　基本功能　督，有总管、统率的意思。督脉行于背部正中，其脉多次与手足三阳经及阳维脉交会，能总督一身之阳经，故又称为"阳脉之海"。其次，督脉行于脊里，上行入脑，并从脊里分出属肾，它与脑、脊髓和肾有密切的联系。

5·3·2　任脉

5·3·2·1　循行部位　起于胞中，下出会阴，经阴阜，沿腹部和胸部正中线上行，至咽喉，上行至下颌部，环绕口唇，沿面颊，分行至目眶下。（见图 5-14）

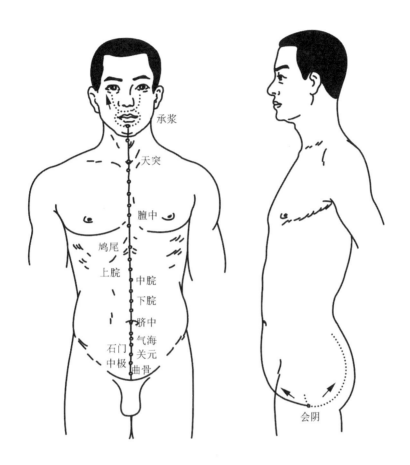

图 5－14　任脉

5·3·2·2　基本功能　任,有担任、任受的意思。任脉行于腹面正中线,其脉多次与手足三阴及阴维脉交会,能总任一身之阴经,故又称"阴脉之海"。任,又与"妊"意义相通。其脉起于胞中,与女子妊娠有关,称"任主胞胎"。

5·3·3　冲脉

5·3·3·1　循行部位　起于胞中,下出会阴后,从气街部起与足少阴经相并,挟脐上行,散布于胸中,再向上行,经喉,环绕口唇,到目眶下。

分支:与足少阴之大络同起于肾,向下从气街部浅出体表,沿大腿内侧进入腘窝,再沿胫骨内缘,下行到足底;又有支脉从内踝后分出,向前斜入足背,进入大足趾。

分支:从胞中出,向后与督脉相通,上行于脊柱内。(见图 5－15)

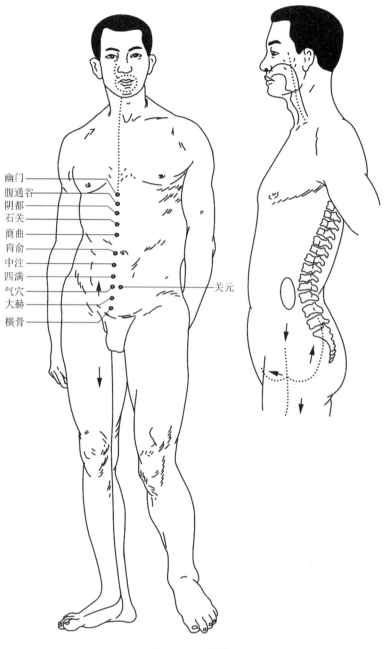

幽门
腹通谷
阴都
石关
商曲
肓俞
中注
四满
气穴
大赫
横骨

关元

图 5 - 15　冲脉

　　5·3·3·2　基本功能　冲,要有冲的意思。冲脉上至于头,下至于足,贯穿全身,成为气血的要冲,能调节十二经气血,故有"十二经脉之海"之称。冲脉又称"血海",同妇女的月经有密切关系。

　　5·3·4　带脉

　　5·3·4·1　循行部位　起于季胁,斜向下行到带脉穴,绕身一周。在腹面的带脉下垂到少腹。(见图 5－16)

5·3·4·2　基本功能　带脉围腰一周,犹如束带,能约束纵行诸脉。

5·3·5　阴跷脉、阳跷脉

5·3·5·1　循行部位　跷脉左右成对。阴跷脉、阳跷脉均起于足踝下。

阴跷脉从内踝下照海穴分出,沿内踝后直上下肢内侧,经前阴,沿腹、胸进入缺盆,出行于人迎穴之前,经鼻旁,到目内眦,与手足太阳经、阳跷脉会合。(见图5－17)

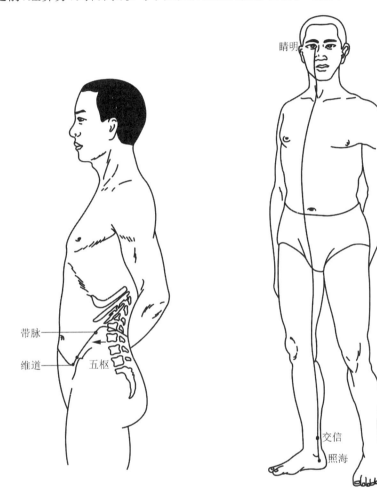

图5－16　带脉　　　　　　　　图5－17　阴跷脉

阳跷脉从外踝下申脉穴分出,沿外踝后上行,经腹部,沿胸部后外侧,经肩部、颈外侧,上挟口角,到达目内眦,与手足太阳经、阴跷脉会合,再上行进入发际,向下到达耳后,与足少阳胆经会于项后。(见图5－18)

5·3·5·2　基本功能　跷,有轻健跷捷的意思。有濡养眼目、司眼睑之开合和下肢运动的功能。古人还有阴阳跷脉"分主一身左右之阴阳"之说。

5·3·6　阴维脉、阳维脉

5·3·6·1　循行部位　阴维脉起于小腿内侧足三阴经交会之处,沿下肢内侧上行,至腹部,与足太阴脾经同行,到胁部,与足厥阴经相合,然后上行至咽喉,与任脉相会。(见图5－19)

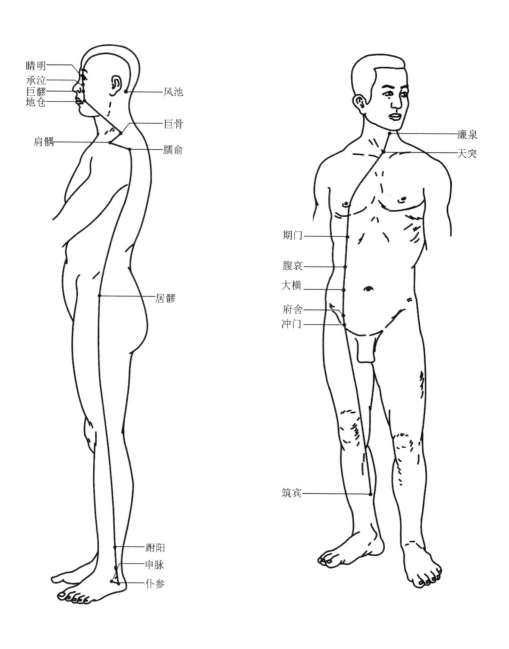

图 5－18　阳跷脉　　　　　　　图 5－19　阴维脉

　　阳维脉起于外踝下,与足少阳胆经并行,沿下肢外侧向上,经躯干部后外侧,从腋后上肩,经颈部、耳后,前行到额部,分布于头侧及项后,与督脉会合。(见图 5－20)
　　5·3·6·2　基本功能　维,有维系的意思。阴维脉的功能是"维络诸阴";阳维脉的功能是"维络诸阳"。

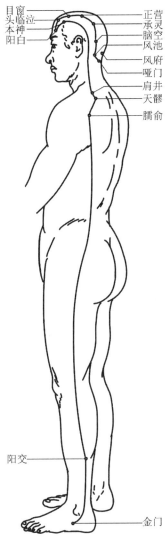

图 5 - 20　阳维脉

5·4　经别、别络、经筋、皮部

5·4·1　经别

经别，就是别行的正经。十二经别，就是从十二经脉别行分出，循行于胸、腹及头部的重要支脉。

十二经别的循行，都是从十二经脉的四肢部分（多为肘、膝以上）别出（称为"离"），走入体腔脏腑深部（称为"入"），然后浅出体表（称为"出"）而上头面，阴经的经别合入阳经的经别而分别注入六阳经脉（称为"合"）。所以，十二经别的循行特点，可用"离、合、出、入"来概括。每一对相为表里的经别组成一"合"，十二经别共组成"六合"。

5·4·1·1　生理功能　　由于十二经别的循行部位有些是十二经脉循行所不及之处，因而在生理、病理及治疗等方面都有它一定的重要作用。主要的有：

（1）加强了十二经脉中相为表里的两条经脉在体内的联系。十二经别进入体腔后，表里两经相并而行,经过相为表里的脏腑,并在浅出体表时,阴经经别合入阳经经别,共同注入体表的阳经。这样,就加强了相为表里两个经脉的内在联系。

(2) 加强了体表与体内、四肢与躯干的向心性联系。由于十二经别都是从十二经脉的四肢部分别出,进入体内后又都是向心性的循行,这对于扩大经络的联系和由外而内地传递信息,起着重要的作用。

(3) 加强了十二经脉对头面的联系。十二经脉循行于头面部的主要是六条阳经,十二经别则不仅六条阳经的经别循行于头部,而且六条阴经的经别亦上达于头部。足三阴经的经别,在合入阳经经别之后上达头部;手三阴经经别,均经喉咙而合于头面部。这就为"十二经脉,三百六十五络,其血气皆上于面而走空窍"(《灵枢·邪气脏腑病形》)的理论奠定了基础。

(4) 扩大了十二经脉的主治范围。由于十二经别的分布弥补了十二经脉所不到之处,因而相应地扩大了经络穴位的主治范围。例如,足太阳经脉并不到达肛门,但该经的经别"别入于肛",所以足太阳经的承山、承筋等穴,可取以治肛门病。

(5) 加强了足三阴、足三阳经脉与心脏的联系。足三阴、足三阳的经别上行经过腹、胸,除加强了腹腔内脏腑的表里联系之外,又都与胸腔内的心脏相联系。因此,十二经别对于分析腹腔内脏腑与心的生理、病理联系,有重要的意义,因此,十二经别对"心为五脏六腑之大主"的理论亦提供了一定的基础。

5•4•1•2　循行路线

(1) 足太阳与足少阴经别(一合)

足太阳经别　从足太阳经脉的腘窝部分出,其中一条支脉在骶骨下五寸处别行进入肛门,上行归属膀胱,散布联络肾脏,沿脊柱两旁的肌肉到心脏后散布于心脏内;直行的一条支脉,从脊柱两旁的肌肉处继续上行,浅出项部,脉气仍注入足太阳本经。

足少阴经别　从足少阴经脉的腘窝部分出,与足太阳的经别相合并行,上至肾,在十四椎(第二腰椎)处分出,归属带脉;直行的一条继续上行,系舌根,再浅出项部,脉气注入足太阳经的经别。

(2) 足少阳与足厥阴经别(二合)

足少阳经别　从足少阳经脉在大腿外侧循行部位分出,绕过大腿前侧,进入毛际,同足厥阴的经别会合,上行进入季胁之间,沿胸腔里,归属于胆,散布而上达肝脏,通过心脏,挟食道上行,浅出下颌、口旁,散布在面部,系目系,当目外眦部,脉气仍注入足少阳经。

足厥阴经别　从足厥阴经脉的足背上处分出,上行至毛际,与足少阳的经别会合并行。

(3) 足阳明与足太阴经别(三合)

足阳明经别　从足阳明经脉的大腿前面处分出,进入腹腔里面,归属于胃,散布到脾脏,向上通过心脏,沿食道浅出口腔,上达鼻根及目眶下,回过来联系目系,脉气仍注入足阳明本经。

足太阴经别　从足太阴经脉的股内侧分出后到大腿前面,同足阳明的经别相合并行,向上结于咽,贯通舌中。

(4) 手太阳与手少阴经别(四合)

手太阳经别　从手太阳经脉的肩关节部分出,向下入于腋窝,行向心脏,联系小肠。

手少阴经别　从手少阴经脉的腋窝两筋之间分出后,进入胸腔,归属于心脏,向上走到喉咙,浅出面部,在目内眦与手太阳经相合。

（5）手少阳与手厥阴经别（五合）

手少阳经别　从手少阳经脉的头顶部分出,向下进入锁骨上窝,经过上、中、下三焦,散布于胸中。

手厥阴经别　从手厥阴经脉的腋下三寸处分出,进入胸腔,分别归属于上、中、下三焦,向上沿着喉咙,浅出于耳后,于乳突下同手少阳经会合。

（6）手阳明与手太阴经别（六合）

手阳明经别　从手阳明经脉的肩髃穴处分出,进入项后柱骨,向下者走向大肠,归属于肺;向上者,沿喉咙,浅出于锁骨上窝,脉气仍归属于手阳明本经。

手太阳经别　从手太阴经脉的渊腋处分出,行于手少阴经别之前,进入胸腔,走向肺脏,散布于大肠,向上浅出锁骨上窝,沿喉咙,合于手阳明的经别。

5·4·2　别络

别络,也是从经脉分出的支脉,大多分布于体表。别络有十五条,即十二经脉各有一条,加上任脉、督脉的络脉和脾之大络。另外,如再加上胃之大络,也可称为十六别络。

别络是络脉中比较主要的部分,对全身无数细小的络脉起着主导作用。从别络分出的细小络脉称为"孙络",即《灵枢·脉度》所谓"络之别者为孙"。分布在皮肤表面的络脉称为"浮络",即《灵枢·经脉》所谓"诸脉之浮而常见者"。

5·4·2·1　生理功能

（1）加强了十二经脉中相为表里的两条经脉之间的联系。它主要通过阴经别络走向阳经和阳经别络走向阴经的途径,沟通和加强了相为表里的两条经脉之间在肢体的联系。在别络中,虽也有进入胸腹腔和内脏相联络,但无固定的络属关系。

（2）别络对其他络脉有统率作用,加强了人体前、后、侧面的统一联系。任脉的别络散布在腹部,督脉的别络散布在背部,脾之大络散布在胸胁部,因此,加强了人体前、后、侧面的统一联系。

（3）灌渗气血以濡养全身。从别络分出的孙络、浮络,从大到小,遍布全身,呈网状扩散,同周身组织的接触面甚广,这样,就能使循行于经脉中的气血,通过别络、孙络,由线状流注扩展为面状弥散,以充分发挥对整个机体的营养作用。

5·4·2·2　分布部位　十五别络的分布有一定的部位,其中十二经脉的别络都是从四肢肘膝以下分出,表里两经的别络相互联络;任脉之络分布于腹部,督脉之络分布于背部,脾之大络分布在身之侧部。其具体的分布部位如下:

（1）手太阳之别络　从列缺穴处分出,起于腕关节上方,在腕后半寸处走向手阳明经;其支脉与手太阴经相并,直入掌中,散布于鱼际部。

（2）手少阴之别络　从通里穴处分出,在腕后一寸处走向手太阳经;其支脉在腕后一寸半处别而上行,沿着本经进入心中,向上系舌本,连属目系。

（3）手厥阴之别络　从内关穴处分出,在腕后二寸处浅出于两筋之间,沿着本经上行,维系心包,络心系。

（4）手太阳之别络　从支正穴处分出,在腕后五寸处向内注入手少阴经;其支脉上行经肘部,网络肩髃部。

（5）手阳明之别络　从偏历穴处分出,在腕后三寸处走向手太阴经;其支脉向上沿着臂髆,经过肩髃,上行至下颌角,遍布于牙齿,其支脉进入耳中,与宗脉会合。

(6)手少阳之别络　从外关穴处分出,在腕后二寸处,绕行于臂臑外侧,进入胸中,与手厥阴经会合。

(7)足太阳之别络　从飞阳穴处分出,在外踝上七寸处,走向足少阴经。

(8)足少阳之别络　从光明穴处分出,在外踝上五寸处,走向足厥阴经,向下联络足背。

(9)足阳明之别络　从丰隆穴处分出,在外踝上八寸处,走向足太阴经;其支脉沿着胫骨外缘,向上联络头项,与各经的脉气相合,向下联络咽喉部。

(10)足太阴之别络　从公孙穴处分出,在第一趾跖关节后一寸处,走向足阳明经;其支脉进入腹腔,联络肠胃。

(11)足少阴之别络　从大锺穴处分出,在内踝后绕过足跟,走向足太阳经;其支脉与本经相并上行,走到心包下,外行通贯腰脊。

(12)足厥阴之别络　从蠡沟穴处分出,在内踝上五寸处,走向足少阴经;其支脉经过胫骨,上行到睾丸部,结聚在阴茎处。

(13)任脉之别络　从鸠尾(尾翳)穴处分出,自胸骨剑突下行,散布于腹部。

(14)督脉之别络　从长强穴处分出,挟脊柱两旁上行到项部,散布在头上;下行的络脉从肩胛部开始,向左右别走足太阳经,进入脊柱两旁的肌肉。

(15)脾之大络　从大包穴处分出,浅出于渊腋穴下三寸处,散布于胸胁部。

5·4·3　经筋

经筋,是十二经脉连属于筋肉的体系,其功能活动有赖于经络气血的濡养,并受十二经脉的调节,所以也划分为十二个系统,称为"十二经筋"。

5·4·3·1　生理功能　经筋的主要作用是约束骨骼,有利于关节的屈伸运动,正如《素问·痿论》所说:"宗筋主束骨而利机关也。"

5·4·3·2　分布部位　经筋的分布,一般都在浅部,从四肢末端走向头身,多结聚于关节和骨骼附近;有的进入胸腹腔,但不属络脏腑。经筋的分布,同十二经脉在体表的循行部位基本上是一致的,但其循行走向不尽相同。手足三阳的经筋分布于肢体的外侧;手足三阴的经筋分布于肢体的内侧,有的还进入胸廓和腹腔。其具体分布如下:

(1)足太阳经筋　起于足小趾,向上结于外踝,斜上于膝部,在下者沿外踝结于足跟,向上沿跟腱结于腘部,其分支结于小腿肚(腨外),上向腘内侧,与腘部另支合并上行结于臀部,向上挟脊上达项部;分支入结于舌根;直行者结于枕骨,上行至头顶,从额部下,结于鼻;分支形成"目上网"(一作"目上纲",即上睑),向下结于鼻旁。背部的分支从腋后外侧结于肩髃;一支进入腋下,向上出缺盆,上方结于耳后乳突(完骨)。又有分支从缺盆出,斜上结于鼻旁。

(2)足少阳经筋　起于第四趾,向上结于外踝,上行沿胫外侧缘,结于膝外侧;其分支另起于腓骨部,上走大腿外侧,前边结于"伏兔",后边结于骶部。直行者,经季胁,上走腋前缘,系于胸侧和乳部,结于缺盆。直行者,上出腋部,通过缺盆,行于太阳经筋的前方,沿耳后,上额角,交会于头顶,向下走向下颌,上结于鼻旁;分支结于目外眦,成"外维"。

(3)足阳明经筋　起于第二、三、四趾,结于足背;斜向外上盖于腓骨,上结于膝外侧,直上结于髀枢(大转子部),向上沿胁肋,连属脊椎。直行者,上沿胫骨,结于膝部。分支结于腓骨部;并合足少阳的经筋。直行者,沿伏兔向上,结于股骨前,聚集体阴部,向上分布于腹部,结于缺盆,上颈部,挟口旁,会合于鼻旁,下方结于鼻部,上方合于足太阳经筋——太阳为"目上网"(上睑),阳明为"目下网"(下睑)。其分支从面颊结于耳前。

(4) 足太阴经筋　起于大足趾内侧端,向上结于内踝;直行者,络于膝内辅骨(胫骨内踝部),向上沿大腿内侧,结于股骨前,聚集于阴部,上向腹部,结于脐,沿腹内,结于肋骨,散布于胸中;其在里的,附着于脊椎。

(5) 足少阴经筋　起于足小趾的下边,同足太阴经筋并斜行内踝下方,结于足跟,与足太阳经筋会合,向上结于胫骨内踝下,同足太阴经筋一起向上,沿大腿内侧,结于阴部,沿脊里,挟膂,向上至项,结于枕骨,与足太阳经筋会合。

(6) 足厥阴经筋　起于足大趾上边,向上结于内踝之前,沿胫骨向上结于胫骨内踝之下,向上沿大腿内侧,结于阴部,联络各经筋。

(7) 手太阳经筋　起于手小指上边,结于腕背,向上沿前臂内侧缘,结于肘内锐骨(肱骨内上踝)的后面,进入并结于腋下,其分支向后走腋后侧缘,向上绕肩胛,沿颈旁出走足太阳经筋的前方,结于耳后乳突;分支进入耳中;直行者,出耳上,向下结于下颌,上方连属目外眦。还有一条支筋从颌部分出,上下颌角部,沿耳前,连属目外眦,上额,结于额角。

(8) 手少阳经筋　起于手无名指末端,结于腕背,向上沿前臂结于肘部,上绕上臂外侧缘上肩,走向颈部,合于手太阳经筋。其分支当下颌角处进入,联系舌根;另一支从下颌角上行,沿耳前,连属目外眦,上经额部,结于额角。

(9) 手阳明经筋　起于食指末端,结于腕背,向上沿前臂结于肘外侧,上经上臂外侧,结于肩髃;其分支,绕肩胛,挟脊旁;直行者,从肩髃部上颈;分支上面颊,结于鼻旁;直行的上出手太阳经筋的前方,上额角,络头部,下向对侧下颌。

(10) 手太阴经筋　起于手大拇指上,沿指上行,结于鱼际后,行于寸口动脉外侧,上沿前臂,结于肘中;再向上沿上臂内侧,进入腋下,出缺盆,结于肩髃前方,上面结于缺盆,下面结于胸里,分散通过膈部,会合于膈下,到达季胁。

(11) 手厥阴经筋　起于手中指,与手太阴经筋并行,结于肘内侧,上经上臂内侧,结于腋下,向下散布于胁肋的前后;其分支进入腋内,散布于胸中,结于膈。

(12) 手少阴经筋　起于手小指内侧,结于腕后锐骨(豆骨),向上结于肘内侧,再向上进入腋内,交手太阴经筋,行于乳里,结于胸中,沿膈向下,系于脐部。

5·4·4　皮部

皮部,是指体表的皮肤按经络的分布部位分区。《素问·皮部论》说:"皮有分部。""皮者,脉之部也。"十二经脉及其所属络脉,在体表有一定的分布范围,与之相应,全身的皮肤也就划分为十二个部分,称十二皮部。正如《素问·皮部论》所说:"欲知皮部,以经脉为纪。""凡十二经络脉者,皮之部也。"因此,皮部就是十二经脉及其所属络脉在皮表的分区,也是十二经脉之气的散布所在。观察不同部位皮肤的色泽和形态变化,有助于诊断某些脏腑、经络的病变;在皮肤一定部位施行敷贴、温灸、热熨等疗法,以治内脏的病变等,这是皮部理论在诊断和治疗方面的运用。

5·5　经络的生理及经络学说的应用

5·5·1　经络的生理功能

经络的功能活动,称为"经气"。其生理功能主要表现在沟通表里上下,联系脏腑器官;

通行气血,濡养脏腑组织;感应传导及调节人体各部分功能等方面。

5•5•1•1　沟通表里上下,联系脏腑器官　人体是由五脏六腑、四肢百骸、五官九窍、皮肉脉筋骨等组成的,它们虽各有不同的生理功能,但又共同进行着有机的整体活动,使机体内外、上下保持协调统一,构成一个有机的整体。这种有机配合、相互联系,主要是依靠经络的沟通、联络作用实现的。由于十二经脉及其分支的纵横交错,入里出表,通上达下,相互络属于脏腑;奇经八脉联系沟通于十二正经;十二经筋、十二皮部联络筋脉皮肉,从而使人体的各个脏腑组织器官有机地联系起来,构成了一个表里、上下彼此间紧密联系,协调共济的统一体。经络的联络沟通全身脏腑组织器官,有如下四种联系:

(1)脏腑同外周肢节之间的联系　主要是通过十二经脉实现的。十二经脉内与五脏六腑络属,其经脉之气又散络结聚于经筋,并散布于“皮部”,这样,就使皮肤与筋肉组织同内脏之间,通过经脉的沟通而联系起来。所以《灵枢•海论》说:“夫十二经脉者,内属于腑脏,外络于肢节。”

(2)脏腑同五官九窍之间的联系　目、耳、鼻、口、舌、前阴、后阴,都是经脉循行所过的部位,而经脉又多内属于脏腑。这样,五官九窍同内脏之间,亦可通过经脉的沟通而联系起来。例如:手少阴心经属心,络小肠,上连“目系”,其别络上行于舌;足厥阴肝经属肝,络胆,上连“目系”;足阳明胃经属胃,络脾,环绕口唇等。

(3)脏腑之间的联系　十二经脉中每一经都分别络属一脏一腑,从而加强了相为表里的一脏一腑之间的联系。有的经脉还联系多个脏腑,如胃经的经别上通于心;脾经注心中;胆经的经别贯心;肾经出络心;心经却上肺;肾经入肺;肝经注肺中;小肠经抵胃,肝经挟胃;肺经循胃口;肾经贯肝等,这样,就构成脏腑之间的多种联系。

(4)经脉与经脉之间的联系　十二正经的阴阳表里相接,有一定的衔接和流注次序。十二正经与奇经八脉之间的纵横交错,奇经八脉之间又彼此相互联系,从而构成了经脉与经脉之间的多种联系。例如:十二正经的手三阳经与足三阳经均会于督脉之大椎穴,阳跷脉与督脉会于风府穴,故称督脉为“阳脉之海”;十二正经的足三阴经以及奇经中的阴维脉、冲脉均会于任脉,足三阴经又上接手三阴经,所以称任脉为“阴脉之海”;冲脉,前与任脉相并于胸中,后则通督脉,而督、任两脉通会于十二经脉,加上冲脉“其上者,出于颃颡,渗诸阳……其下者,并于少阴之经,渗三阴”(《灵枢•逆顺肥瘦》),容纳了来自十二经脉的气血,故称冲脉为“十二经脉之海”;督、任、冲三脉同起于胞中等。

5•5•1•2　通行气血,濡养脏腑组织　人体各个组织器官,均需气血以濡养,才能维持其正常的生理活动。而气血之所以能通达全身,发挥其营养脏腑组织器官,抗御外邪,保卫机体的作用,则必须赖于经络的传注。所以《灵枢•本脏》说:“经脉者,所以行血气而营阴阳,濡筋骨,利关节者也。”

5•5•1•3　感应传导作用　感应传导,是指经络系统对于针刺或其他刺激的感觉传递和通导作用,针刺中的“得气”现象和“行气”现象就是经络传导感应作用的表现。

5•5•1•4　调节功能平衡　经络能运行气血和协调阴阳,使人体机体活动保持相对的平衡。当人体发生疾病时,出现气血不和及阴阳偏胜偏衰的证候,即可运用针灸等治法以激发经络的调节作用,以“泻其有余,补其不足,阴阳平复”(《灵枢•刺节真邪》)。实验证明,针刺有关经络的穴位,可对各脏腑功能产生调整作用,即原来亢进的可使之抑制,原来抑制的可使之兴奋。

5·5·2　经络学说的应用

5·5·2·1　阐释病理变化　在正常生理情况下,经络有运行气血、感应传导的作用,而在发生病变时,经络就成为传递病邪和反映病变的途径。《素问·皮部论》说:"邪客于皮则腠理开,开则邪入客于络脉,络脉满则注于经脉,经脉满则入舍于腑脏也。"指出经络是外邪从皮毛腠理内传五脏六腑的传变途径。由于脏腑之间通过经脉沟通联系,所以经络还可成为脏腑之间病变相互影响的途径。如足厥阴肝经挟胃、注肺中,所以肝病可犯胃、犯肺;足少阴肾经入肺、络心,所以肾虚水泛可凌心、射肺。至于相为表里的两经,更因或络或属于相同的脏腑,因而使相为表里的脏和腑在病理上常相互影响,如心火可下移小肠;大肠实热,腑气不通,可使肺气不利而喘咳胸满等。

经络不仅是外邪由表入里和脏腑之间病变相互影响的途径,而且也是脏腑与体表组织之间病变相互影响的途径。通过经络的传导,内脏的病变可以反映于外表,表现于某些特定的部位或与其相应的孔窍。如肝气郁结常见两胁、少腹胀痛,即是因为足厥阴肝经抵小腹、布胁肋;真心痛,不仅表现为心前区疼痛,且常放射至上肢内侧尺侧缘,即是因为手少阴心经行于上肢内侧后缘之故。其他如胃火见牙龈肿痛,肝火上炎见目赤等,都是经络传导的反映。

5·5·2·2　指导疾病的诊断和治疗

(1)指导疾病的诊断　由于经络有一定的循行部位和络属脏腑,可以反映所属脏腑的病证,因而在临床上,就可根据疾病症状出现的部位,结合经络循行的部位及所联系的脏腑,作为疾病诊断的依据。例如:两胁疼痛,多为肝胆疾病;缺盆中痛,常是肺脏的病变。又如头痛一症,痛在前额者,多与阳明经有关;痛在两侧者,多与少阳经有关;痛在后头部及项部者,多与太阳经有关;痛在巅顶者,多与厥阴经有关。《伤寒论》的六经分证,即是在经络学说基础上发展起来的辨证体系。另外,在临床实践中,还发现在经络循行的部位,或在经气聚集的某些穴位处,可有明显的压痛或有结节状、条索状的反应物,或局部皮肤出现某些形态变化,也常有助于疾病的诊断。如肺脏有病时可在肺俞穴出现结节或中府穴有压痛;肠痈可在阑尾穴有压痛;长期消化不良的病人可在脾俞穴见到异常变化等。正如《灵枢·官能》所说:"察其所痛,左右上下,知其寒温,何经所在。"就指出了经络对于临床诊断确有重要的指导作用。

(2)指导临床治疗　经络学说被广泛地用于临床各科的治疗,特别是对针灸、按摩和药物治疗,更具有较大的指导意义。

针灸疗法与按摩疗法,主要是对于某一经或某一脏腑的病变,在其病变的邻近部位或经络循行的远隔部位上取穴,通过针灸或按摩,以调整经络气血的功能活动,从而达到治疗的目的。而穴位的选取,首先必须按经络学说来进行辨证,断定疾病属于何经后,再根据经络的循行分布路线和联系范围来选定,这就是"循经取穴"。

药物治疗也是以经络为渠道,通过经络的传导转输,才能使药到病所,发挥其治疗作用。古代医家在长期临床实践的基础上,根据某些药物对某一脏腑经络所具有的特殊选择性作用,创立并形成了"药物归经"理论。金元医家张洁古、李杲还根据经络学说,更创立"引经报使"理论,如治头痛,属太阳经的可用羌活,属阳明经的可用白芷,属少阳经的可用柴胡。羌活、白芷、柴胡,不仅分别归手足太阳、阳明、少阳经,且能作为他药的向导,引导他药归入上述各经而发挥治疗作用。

　　此外，当前被广泛用于临床的针刺麻醉，以及耳针、电针、穴位埋线、穴位结扎等治疗方法，亦都是在经络理论的指导下所创立和发展起来的，并已取得可喜的成果，当然其本身也是对经络学说的进一步发展和充实。

6 病因与发病

中医学认为,人体各脏腑组织之间,以及人体与外界环境之间,既对立又统一,它们在不断地产生矛盾而又解决矛盾的过程中,维持着相对的动态平衡,从而保持着人体正常的生理活动。当这种动态平衡因某种原因而遭到破坏,又不能立即自行调节得以恢复时,人体就会发生疾病。

破坏人体相对平衡状态而引起疾病的原因就是病因。致病因素是多种多样的,诸如气候的异常、疫疠的传染、精神刺激、饮食劳倦、持重努伤、跌仆金刃外伤,以及虫兽所伤等,均可导致疾病的发生。此外,在疾病过程中,原因和结果是相互作用着的,在某一病理阶段中是结果的东西,在另一阶段中则可能成为原因,如痰饮和瘀血等,既是脏腑气血功能失调所形成的病理产物,反过来又能成为某些病变的致病因素。

6·1 病因

导致疾病发生的原因,是多种多样的,主要有六淫、疠气、七情、饮食、劳倦,以及外伤和虫兽伤等,这些因素在一定的条件下都可能使人发生疾病。为了说明致病因素的性质及其致病特点,古代医家曾对病因作过一定的归类。如《内经》首次将其分为阴阳两类,《素问·调经论》指出:"夫邪之生也,或生于阴,或生于阳。其生于阳者,得之风雨寒暑。其生于阴者,得之饮食居处,阴阳喜怒。"汉代张仲景在《金匮要略》中指出,疾病发生有三个途径,他说:"千般疢难,不越三条,一者,经络受邪入脏腑,为内所因也;二者,四肢九窍,血脉相传,壅塞不通,为外皮肤所中也;三者,房室、金刃、虫兽所伤。以此详之,病由都尽。"晋代陶弘景《肘后百一方·三因论》则分为"一为内疾,二为外发,三为它犯"。宋代陈无择又引申《金匮要略》"千般疢难,不越三条"之意,提出了"三因学说",他说:"六淫,天之常气,冒之则先自经络流入,内合于脏腑,为外所因;七情,人之常性,动之则先自脏腑郁发,外形于肢体,为内所因;其如饮食饥饱,叫呼伤气、金疮踒折,疰忤附着,畏压溺等,有背常理,为不内外因。"即六淫邪气侵袭为外因,情志所伤为内因,而饮食劳倦、跌仆金刃,以及虫兽所伤等则为不内外因。可以看出,古人这种把致病因素和发病途经结合起来的分类方法,对临床辨别病证,确有一定的指导意义。

中医学认为,临床上没有无原因的证候,任何证候都是在某种原因的影响和作用下,患病机体所产生的一种病态反映。中医认识病因,除了解可能作为致病因素的客观条件外,主要是以病证的临床表现为依据,通过分析疾病的症状、体征来推求病因,为治疗用药提供依据,这种方法称为"辨证求因"。所以,中医学的病因学,不但研究病因的性质和致病特点,同时也探讨各种致病因素所致病证的临床表现,以便更好地指导临床诊断和治疗。

6·1·1 六淫

六淫,即风、寒、暑、湿、燥、火六种外感病邪的统称。风、寒、暑、湿、燥、火,在正常的情况下,称为"六气",是自然界六种不同的气候变化。"六气"是万物生长的条件,对于人体是无害的,故《素问·宝命全形论》说"人以天地之气生,四时之法成"。即是说人依靠天地之间的大气和水谷之气而生存,亦循四时生长收藏的规律而成长发育。同时,人们在生活实践中逐步认识了它们的变化特点,产生了一定的适应能力,所以正常的六气不易于使人致病。当气候变化异常,六气发生太过或不及,或非其时而有其气(如春天应温而反寒,秋天应凉而反热等),以及气候变化过于急骤(如过剧的暴冷暴热等),在人体的正气不足、抵抗力下降时,六气才能成为致病因素,侵犯人体发生疾病。这种情况下的六气,便称为"六淫"。淫,有太过和浸淫之意。由于六淫是不正之气,所以又称其为"六邪"。是属于外感病的一类致病因素。

六淫致病,一般具有下列几个特点:

(1)六淫致病多与季节气候,居处环境有关。如春季多风病,夏季多暑病,长夏初秋多湿病,深秋多燥病,冬季多寒病等。另外,久居湿地常有湿邪为病,高温环境作业又常有燥热或火邪为病等。

(2)六淫邪气既可单独侵袭人体而致病,又可两种以上同时侵犯人体而致病。如风寒感冒、湿热泄泻、风寒湿痹等。

(3)六淫在发病过程中,不仅可以互相影响,而且可以在一定的条件下相互转化,如寒邪入里可以化热;暑湿日久可以化燥伤阴等。

(4)六淫为病,其受邪途径多侵犯肌表,或从口鼻而入,或两者同时受邪,故又有"外感六淫"之称。

六淫致病从今天的临床实践看,除了气候因素外,还包括了生物(细菌、病毒等)、物理、化学等多种致病因素作用于机体所引起的病理反映在内。这种用六淫来概括病邪,把致病因素与机体反应结合起来研究疾病发生发展规律的方法,尽管还不十分细致,但却是一个较正确的途径。

此外,临床上还有某些并非因为六淫之邪外感,而是由于脏腑功能失调所产生的化风、化寒、化湿、化燥、化热、化火等病理反映,其临床表现虽与风、寒、湿、燥、火等六淫致病特点和证候相类似,但其致病原因,不是外来之邪,乃是机体内在的某些病理状态为区别于外感六淫,故又称其为"内生五邪",即内风、内寒、内湿、内燥、内火(内热)等。有关这些内生的病理过程,将在"内生五邪"病机中予以介绍。

6·1·1·1　风　风为春季的主气,但四季皆有风,故风邪引起的疾病虽以春季为多,但不限于春季,其它季节亦均可发生,中医学认为风邪为外感发病的一种极为重要的致病因素。

风邪外袭多自皮毛肌腠而入,从而产生外风病证,如《素问·风论》说:"风气藏于皮肤之间,腠理开则洒然寒,闭则热而闷。"

风邪的性质及致病特点如下:

(1)风为阳邪,其性开泄,易袭阳位　风邪善动而不居,具有升发、向上、向外的特性,故属于阳邪。其性开泄,是指易使腠理疏泄而开张。正因其能升发,并善于向上向外,所以风邪侵袭,常伤及人体的上部(头面)、阳经和肌表,使皮毛腠理开泄,常出现头痛、汗出、恶风等症状。故《素问·太阴阳明论》说:"故犯贼风虚邪者,阳受之。""伤于风者,上先受之。"

(2)风性善行而数变　"善行",是指风邪致病具有病位游移,行无定处的特性。如风寒湿三气杂至而引起的"痹证",若见游走性关节疼痛,痛无定处,便属于风气偏盛的表现,故又称为"行痹"或"风痹"。"数变",是指风邪致病具有变幻无常和发病迅速的特性而言,如风疹块就有皮肤瘙痒,发无定处,此起彼伏的特点。同时,由风邪为先导的外感疾病,一般发病多急,传变也较快。故《素问·风论》所说"风者,善行而数变",即概括了风邪为病的这一特性。

(3) 风为百病之长　风邪为六淫病邪的主要致病因素,凡寒、湿、燥、热诸邪多依附于风而侵犯人体,如外感风寒、风热、风湿等。所以风邪常为外邪致病的先导。古人甚至把风邪当作外感致病因素的总称。故《素问·骨空论》说:"风者,百病之始也。"《素问·风论》说:"风者,百病之长也。"

6·1·1·2　寒　寒为冬季主气。在气温较低的冬季,或由于气温骤降,人体注意防寒保暖不够,则常易感受寒邪。此外,淋雨涉水,或汗出当风,亦常为感受寒邪之重要原因。

寒邪为病有外寒、内寒之分,外寒指寒邪外袭,其致病又有伤寒、中寒之别。寒邪伤于肌表,郁遏卫阳,称为"伤寒";寒邪直中于里,伤及脏腑阳气,则为"中寒"。内寒则是机体阳气不足,失却温煦的病理反映。外寒与内寒虽有区别,但它们又是互相联系,互相影响的。阳虚内寒之体,容易感受外寒;而外来寒邪侵入机体,积久不散,又常能损及人体阳气,导致内寒。

寒邪的性质及致病特点如下:

(1) 寒为阴邪,易伤阳气　寒为阴气盛的表现,故其性属阴,即所谓"阴盛则寒"。阳气本可以制阴,但阴寒偏盛,则阳气不仅不足以驱除阴寒之邪,反为阴寒所侮,故又说"阴胜则阳病"(《素问·阴阳应象大论》)。所以感受寒邪,最易损伤人体阳气。阳气受损,失其正常的温煦气化作用,则可出现阳气衰退的寒证。如外寒侵袭肌表,卫阳被遏,就会见到恶寒;寒邪直中脾胃,脾阳受损,便可见脘腹冷痛,呕吐,腹泻等症;若心肾阳虚,寒邪直中少阴,则可见恶寒蜷卧,手足厥冷,下利清谷,小便清长,精神萎靡,脉微细等症。

(2) 寒性凝滞　"凝滞"即凝结、阻滞不通之意。人身气血津液之所以能运行不息,通畅无阻,全赖一身阳和之气的温煦推动。一旦阴寒之邪偏盛,阳气受损,则正如《素问·举痛论》所说:"寒气入经而稽迟、泣而不行,客于脉外则血少,客于脉中则气不通,故卒然而痛。"所谓稽迟、泣而不行、不通,乃是经脉气血为寒邪所凝闭阻滞之故。气血阻滞不能,不通则痛,故寒邪伤人多见疼痛症状。正如《素问·痹论》所说:"痛者,寒气多也,有寒故痛也。"因此又说寒性凝滞而主痛。

(3) 寒性收引　"收引",即收缩牵引之意。寒邪侵袭人体,可使气机收敛,腠理、经格、筋脉收缩而挛急。如《素问·举痛论》说:"寒则气收。""寒气客于脉外则脉寒,脉寒则缩踡,缩踡则脉绌急,绌急则外引小络,故卒然而痛。"缩踡、绌急,即经络、血脉收引之意。如寒邪侵袭肌表,毛窍腠理闭塞,卫阳被郁不得宣泄,可见恶寒发热,无汗;寒客血脉,则气血凝滞,血脉挛缩,可见头身疼痛,脉紧;寒客经络关节,经脉拘急收引,则可使肢体屈伸不利,或冷厥不仁。

6·1·1·3　暑　暑为夏季的主气,乃火热所化。故《素问·五运行大论》说:"其在天为热,在地为火……其性为暑。"暑邪致病有明显的季节性,主要发生于夏至以后,立秋以前,所以《素问·热论》又说:"先夏至日者为病温,后夏至日者为病暑。"暑邪纯属外邪,无内暑之说。

暑邪的性质及致病特点如下:

(1) 暑为阳邪,其性炎热　暑为夏季火热之气所化,火热属阳,故暑属阳邪,暑邪伤人,多出现一系列阳热症状,如壮热,心烦,面赤,脉象洪大等。

（2）暑性升散，耗气伤津　暑为阳邪，阳性升发，故暑邪侵犯人体，多直入气分，可致腠理开泄而多汗。汗出过多，则耗伤津液，津液亏损，即可出现口渴喜饮，尿赤短少等症。暑热之邪，扰动心神，则心烦闷乱而不宁。在大量汗出的同时，往往气随津泄，而致气虚。所以伤于暑者，往往可见气短乏力，甚则突然昏倒，不省人事。《素问·举痛论》说："炅则腠理开，荣卫通，汗大泄，故气泄矣。"《素问·六元正纪大论》说："炎火行，大暑至……故民病少气……甚则瞀闷懊恼，善暴死。"

（3）暑多挟湿　暑季除气候炎热外，且常多雨而潮湿，热蒸湿动，使空气中湿度增加，故暑邪为病，常兼挟湿邪以侵犯人体。其临床特征，除发热、烦渴等暑热症状外，常兼见四肢困倦，胸闷呕恶，大便溏泻而不爽等湿阻症状。

6·1·1·4　湿　湿为长夏主气。夏秋之交，阳热下降，氤氲熏蒸，水气上腾，潮湿充斥，故为一年之中湿气最盛的季节。湿邪为病，亦有外湿、内湿之分。外湿多由气候潮湿，或涉水淋雨，居处潮湿等外在湿邪侵袭人体所致。内湿则是由于脾失健运，水湿停聚所形成的病理状态。外湿和内湿虽有不同，但在发病过程中又常相互影响。伤于外湿，湿邪困脾，健运失职则易形成湿浊内生；而脾阳虚损，水湿不化，亦易招致外湿的侵袭。

湿邪的性质及致病特点如下：

（1）湿性重浊　"重"，即沉重或重着之意。是指感受湿邪，常可见头重如裹，周身困重，四肢酸懒沉重等症状。《素问·生气通天论》说："因于湿，首如裹。"是说湿邪外袭肌表，则清阳不升、营卫不和，故头昏而沉如束布帛；湿邪留滞经络关节，则阳气布达受碍，故可见肌肤不仁，关节疼痛重着等，又称之为"湿痹"或"着痹"。"浊"，即秽浊，多指分泌物秽浊不清而言。湿邪致病可出现各种秽浊症状，如面垢眵多、大便溏泻、下痢粘液脓血、小便浑浊、妇女白带过多、湿疹浸淫流水等，都是湿性秽浊的病理反映。

（2）湿为阴邪，易阻遏气机，损伤阳气　湿性重浊，其性类水，故为阴邪。湿邪侵及人体，留滞于脏腑经络，最易阻遏气机，从而使气机升降失常，经络阻滞不畅，常出现胸闷脘痞，小便短涩，大便不爽等症。由于湿为阴邪，阴胜则阳病，故其侵犯人体，最易损伤阳气。脾为阴土，乃运化水湿的主要脏器，性喜燥而恶湿，故湿邪外感，留滞体内，常先困脾，而使脾阳不振，运化无权，水湿停聚，发为腹泻、尿少、水肿、腹水等病症。所以，《素问·六元正纪大论》说："湿胜则濡泄，甚则水闭胕肿。"

（3）湿性粘滞　"粘"，即粘腻；"滞"，即停滞。湿邪的性质粘腻停滞，主要表现在两方面：一是指湿病症状多粘滞而不爽，如排出物及分泌物多滞涩而不畅。二是指湿邪为病多缠绵难愈，病程较长或反复发作，如湿痹、湿疹、湿温病等。

（4）湿性趋下，易袭阴位　湿邪为病多见下部的症状，如水肿多以下肢较为明显。此外，淋浊、带下、泄痢等病证，多由湿邪下注所致。故《素问·太阴阳明论》说："伤于湿者，下先受之。"

6·1·1·5　燥　燥为秋季主气。以其天气不断敛肃，空气中缺乏水分之濡润，因而出现秋凉而劲急干燥的气候。燥邪感染途径，多从口鼻而入，侵犯肺卫。燥邪为病又有温燥、凉燥之分：初秋有夏热之余气，燥与温热结合而侵犯人体，则多见温燥病证；深秋又有近冬之寒气，燥与寒邪结合侵犯人体，故有时亦见凉燥病证。

燥邪的性质及致病特点如下：

（1）燥性干涩，易伤津液　燥邪为干涩之病邪，故外感燥邪最易耗伤人体的津液，造成阴津亏虚的病变,可见口鼻干燥,咽干口渴,皮肤干涩,甚则皲裂,毛发不荣,小便短少,大便干结等症。故《素问·阴阳应象大论》说:"燥胜则干。"

(2)燥易伤肺　　肺为娇脏,喜润而恶燥。肺主气而司呼吸,与外界大气相通,故《素问·阴阳应象大论》说:"天气通于肺。"肺又外合皮毛,开窍于鼻,燥邪伤人,多从口鼻而入,故最易伤损肺津,影响肺的宣发肃降功能,从而出现干咳少痰,或痰液胶粘难咯,或痰中带血,以及喘息胸痛等症。

6·1·1·6　火(热)　　火热为阳盛所生,故火热常可混称。但火与温热,同中有异,热为温之渐、火为热之极,热多属于外淫,如风热、暑热、湿热之类病邪;而火常由内生,如心火上炎、肝火亢盛、胆火横逆之类病变。

火热为病亦有内外之分,属外感者,多是直接感受温热邪气之侵袭;属内生者,则常由脏腑阴阳气血失调,阳气亢盛而成。《素问·调经论》所说"阴虚生内热,阳盛生外热",以及朱丹溪所说"气有余便是火"等,便是指的这一类病证。另外,感受风、寒、暑、湿、燥等各种外邪,或精神刺激,即所谓"五志过极",在一定条件下皆可以化火,故又有"五气化火"、"五志化火"之说。

火热邪气的性质和致病特点如下:

(1)火热为阳邪,其性炎上　　《素问·阴阳应象大论》说:"阳胜则热。"阳主躁动而向上,火热之性,燔灼焚焰,亦升腾上炎,故属于阳邪。因此,火热伤人,多见高热、恶热、烦渴、汗出、脉洪数等症。因其炎上,故火热阳邪常可上炎扰乱神明,出现心烦失眠,狂躁妄动,神昏谵语等症。《素问·至真要大论》说:"诸躁狂越,皆属于火。"临床所见火热病症,亦多表现在人体的上部,如头面部位。

(2)火易耗气伤津　　火热之邪,最易迫津外泄,消灼阴液,使人体阴津耗伤,故火邪致病,除有热象外,往往伴有口渴喜饮,咽干舌燥,小便短赤,大便秘结等津伤液耗之症。《素问·阴阳应象大论》指出:"壮火食气。"壮火,即是指阳热亢盛的实火,最能损伤人体的正气,而使全身性的津、气衰脱。

(3)火易生风动血　　火热之邪侵袭人体,往往燔灼肝经,劫耗阴液,使筋脉失其滋养濡润,而致肝风内动,称为"热极生风",表现为高热,神昏谵语,四肢抽搐,目睛上视,颈项强直,角弓反张等。《素问·至真要大论》说:"诸热瞀瘛,皆属于火。"同时,火热之邪可以加速血行,灼伤脉络,甚则迫血妄行,而致各种出血,如吐血、衄血、便血、尿血、皮肤发斑及妇女月经过多、崩漏等病证。

(4)火易致肿疡　　火热之邪入于血分,可聚于局部,腐蚀血肉发为痈肿疮疡。故《灵枢·痈疽》说:"大热不止,热胜则肉腐,肉腐则为脓,故名曰痈。"《素问·至真要大论》又说:"诸痛痒疮,皆属于心。"此心,主要即指心经火热而言。因此《医宗金鉴·痈疽总论歌》说:"痈疽原是火毒生。"临床辨证,即以疮疡局部红肿高突灼热者,为属阳属火。

此外,火热与心相应,心主血脉而藏神,故火盛除可见血热或动血症状外,尚有火邪扰心的神志不安,烦躁,或谵妄发狂,或昏迷等症。

6·1·2　疠气

疠气,是一类具有强烈传染性的病邪。在中医文献记载中,又有"瘟疫"、"疫毒"、"戾气"、"异气"、"毒气"、"乖戾之气"等名称。

疠气致病,具有发病急骤、病情较重、症状相似、传染性强、易于流行等特点。正如《素问·遗篇·刺法论》说:"五疫之至,皆相染易,无问大小,病状相似。"《诸病源候论·卷十》说:"人感乖戾之气而生病,则病气转相染易,乃至灭门。"古人在这里不仅指出了疠气之病邪有传染性,同时也指出了疫疠对人类的严重危害。《温疫论·原病》说:"疫者,感天地之疠气……此气之来,无论老少强弱,触之者即病,邪从口鼻而入。"这里又明确指出了疠气病邪可通过空气传染,多从口鼻侵入人体。

疠气致病,可以散在发生,也可以形成瘟疫流行,如大头瘟、虾蟆瘟、疫痢、白喉、烂喉丹痧、天花、霍乱、鼠疫等。实际包括了现代许多传染病和烈性传染病。

疫疠的发生与流行,多与下列因素有关。

(1)气候因素 自然气候的反常变化,如久旱、酷热、湿雾瘴气等。

(2)环境和饮食 如空气、水源或食物受到污染。

(3)没有及时做好预防隔离工作。

(4)社会影响 如新中国成立前统治者不顾人民群众的死活,传染病不断发生或流行。新中国成立以后,在党的领导下,制定了以"预防为主"的卫生工作方针,消灭了鼠疫、天花等烈性传染病,其他传染病也得到了有效的控制。

6·1·3 七情内伤

七情即喜、怒、忧、思、悲、恐、惊七种情志变化,是机体的精神状态。七情是人体对客观事物的不同反映,在正常的情况下,一般不会使人致病。只有突然、强烈或长期持久的情志刺激,超过了人体本身的正常生理活动范围,使人体气机紊乱,脏腑阴阳气血失调,才会导致疾病的发生,由于它是造成内伤病的主要致病因素之一,故又称"内伤七情"。

6·1·3·1 七情与内脏气血的关系 人体的情志活动与内脏有密切的关系,而脏腑功能活动主要靠气的温煦、推动和血的濡养。《素问·阴阳应象大论》说:"人有五脏化五气,以生喜怒悲忧恐。"可见情志活动必须以五脏精气作为物质基础。又说心"在志为喜",肝"在志为怒",脾"在志为思",肺"在志为忧",肾"在志为恐"。喜怒思忧恐,简称为"五志"。不同的情志变化对各脏腑有不同的影响,而脏腑气血的变化,也会影响情志的变化,如《素问·调经论》说:"血有余则怒,不足则恐。"《灵枢·本神》又说:"肝气虚则恐,实则怒。心气虚则悲,实则笑不休。"故七情与内脏气血关系密切。

6·1·3·2 七情致病的特点 七情致病不同于六淫。六淫侵袭人体,从皮肤及口鼻而入,发病之初均见表证,而七情内伤,则直接影响相应的内脏,使脏腑气机逆乱,气血失调,导致种种病变的发生。故《三因极一病证方论·三因篇》说:"七情,人之常性,动之则先自脏腑郁发,外形于肢体。"

(1)直接伤及内脏 《素问·阴阳应象大论》说"怒伤肝","喜伤心","思伤脾","忧伤肺","恐伤肾"。临床上不同的情志刺激,可对各脏有不同的影响。但并非绝对如此,因为人体是一个有机的整体,《灵枢·口问》说:"心者,五脏六腑之主也……故悲哀愁忧则心动,心动则五脏六腑皆摇。"这里指出了各种情志刺激都与心脏有关,心是五脏六腑之大主,心神受损可涉及其他脏腑。又如郁怒伤肝,肝气横逆,又常犯脾胃,出现肝脾不调,肝胃不和等证。

心主血藏神;肝藏血主疏泄;脾主运化而位于中焦,是气机升降的枢纽,又为气血生化之源。故情志所伤的病证,以心、肝、脾三脏和气血失调为多见。如思虑劳神过度,常损伤心脾,导致心脾气血两虚,出现神志异常和脾失健运等症。郁怒伤肝,怒则气上,血随气逆,可出现肝经气郁的两胁胀痛,善太息等症;或气滞血瘀,出现胁痛,妇女痛经、闭经,或癥瘕等证。此外,情志内伤还可以化火,即"五志化火",而致阴虚火旺等症或导致湿、食、痰诸郁为病。

(2) 影响脏腑气机:《素问·举痛论》说:"怒则气上,喜则气缓,悲则气消,恐则气下……惊则气乱……思则气结。"

怒则气上,是指过度愤怒可使肝气横逆上冲,血随气逆,并走于上。临床见气逆,面红目赤,或呕血,甚则昏厥猝倒。《素问·生气通天论》说:"大怒则形气绝,而血菀于上,使人薄厥。"《素问·举痛论》说:"怒则气逆,甚则呕血及飧泄。"

喜则气缓,包括缓和紧张情绪和心气涣散两个方面。在正常情况下,喜能缓和精神紧张,使营卫通利,心情舒畅。《素问·举痛论》说:"喜则气和志达,营卫通利,故气缓矣。"但暴喜过度,又可使心气涣散,神不守舍,出现精神不集中,甚则失神狂乱等症状。故《灵枢·本神》说:"喜乐者,神惮散而不藏。"

悲则气消,是指过度悲忧,可使肺气抑郁,意志消沉,肺气耗伤。《素问·举痛论》说:"悲则心系急,肺布叶举,而上焦不通,营卫不散,热气在中,故气消矣。"

恐则气下,是指恐惧过度,可使肾气不固,气泄以下,临床可见二便失禁,或恐惧不解则伤精,发生骨痠痿厥,遗精等症。

惊则气乱,是指突然受惊,以致心无所倚,神无所归,虑无所定,惊慌失措。

思则气结,是指思虑劳神过度,伤神损脾导致气机郁结。古人认为"思"发于脾,而成于心,故思虑过度不但耗伤心神,也会影响脾气。《素问·举痛论》说:"思则心有所存,神有所归,正气留而不行,故气结矣。"阴血暗耗,心神失养则心悸,健忘,失眠,多梦;气机郁结阻滞,脾的运化无力,胃的受纳腐熟失职,便会出现纳呆、脘腹胀满、便溏等症。

(3) 情志异常波动,可使病情加重,或迅速恶化。根据临床观察,在许多疾病的过程中,若患者有较剧烈的情志波动,往往使病情加重,或急剧恶化。如有高血压病史的患者,若遇事恼怒,肝阳暴涨,血压可以迅速升高,发生眩晕,甚至突然昏厥,或昏仆不语,半身不遂,口眼㖞斜。心脏病患者,也常因情志波动使病情加重或迅速恶化。

6·1·4　饮食、劳逸

饮食、劳动和休息,是人类生存和保持健康的必要条件。但饮食要有一定的节制,劳逸需要合理安排,否则会影响人体生理功能,使气机紊乱或正气损伤,产生疾病。

6·1·4·1　饮食不节　饮食是摄取营养,维持人体生命活动所不可缺少的物资,但是饮食失宜,饮食不洁,或饮食偏嗜,则又常为导致疾病发生的原因。饮食物靠脾胃消化,故饮食不节主要是损伤脾胃,导致脾胃升降失常,又可聚湿,生痰,化热或变生它病。

(1) 饥饱失常　饮食应以适量为宜,饥饱失常均可发生疾病。过饥则摄食不足,气血生化之源缺乏,气血得不到足够的补充,久之则气血衰少而为病,气血不足则正气虚弱,抵抗力降低,也易继发其他病证。反之,暴食暴饮,过饱,则饮食摄入过量,超过脾胃的消化、吸收和运化能力,可导致饮食物阻滞,脾胃损伤,出现脘腹胀满,嗳腐泛酸,厌食,吐泻等食伤脾胃病证。《素问·痹论》说:"饮食自倍,肠胃乃伤。"这种病证,小儿更为多见,因其脾胃较成人为弱。食滞日久,可郁而化热;伤于生冷寒凉,又可以聚湿生痰;婴幼儿食滞日久还可以酿成疳积,出现手足心热、心烦易哭、脘腹胀满、面黄肌瘦等症。经常饮食过量,不仅可导致消化不良,而且还可影响气血流通,筋脉郁滞,出现痢疾或痔疮。《素问·生气通天论》说:"因而饱食,筋脉横解,肠澼为痔。"过食肥甘厚味,易于化生内热,甚至引起痈疽疮毒等病症。《素问·生气通天论》说:"高粱之变,足生大丁。"

（2）饮食不洁　进食不洁,可引起多种肠胃道疾病,出现腹痛、吐泻、痢疾等。或引起寄生虫病,如蛔虫、蛲虫、寸白虫等,临床见腹痛,嗜食异物,面黄肌瘦等症。若蛔虫窜进胆道,还可出现上腹部剧痛,时发时止,吐蛔,四肢厥冷的蛔厥证。若进食腐败变质有毒食物,常出现剧烈腹痛,吐泻等中毒症状,重者可出现昏迷或死亡。《金匮要略·禽兽鱼虫禁忌并治第二十四》指出:"秽饭,馁肉,臭鱼,食之皆伤人……六畜自死,皆疫死,则有毒,不可食之。"误食毒物可导致机体中毒。

（3）饮食偏嗜　饮食要适当调节,不应有所偏嗜才能使人体获得各种需要的营养。若饮食过寒过热,或饮食五味有所偏嗜,则可导致阴阳失调,或某些营养缺乏而发生疾病。

饮食偏寒偏热:如多食生冷寒凉,可伤损脾胃阳气,导致寒湿内生,发生腹痛泄泻等症;若偏食辛温燥热,则可使胃肠积热,出现口渴、腹满胀痛、便秘或酿成痔疮病症。

饮食五味偏嗜:人体的精神气血都由五味所资生,五味与五脏,各有其亲和性,《素问·至真要大论》说:"夫五味入胃,各归所喜攻,酸先入肝,苦先入心,甘先入脾,辛先入肺,咸先入肾。"如果长期嗜好某种食物,就会使该脏功能偏盛,久之可损伤内脏,发生多种病变。故《素问·生气通天论》说:"味过于酸,肝气以津,脾气乃绝;味过于咸,大骨气劳,短肌,心气抑;味过于甘,心气喘满,色黑,肾气不衡;味过于苦,脾气不濡,胃气乃厚;味过于辛,筋脉沮弛,精神乃央。"《素问·五藏生成》又说:"多食咸,则脉凝泣而变色;多食苦,则皮槁而毛拔;多食辛,则脉急而爪枯;多食酸,则肉胝䐢而唇揭;多食甘,则骨痛而发落。"所以,饮食五味应当适宜,平时饮食不要偏嗜,病时更应注意饮食宜忌。饮食与病变相宜,能辅助治疗,促进疾病好转;反之,疾病就会加重。

6·1·4·2　劳逸损伤　劳逸,包括过度劳累和过度安逸两个方面,正常的劳动和体育锻炼,有助于气血流通,增强体质。必要的休息,可以消除疲劳,恢复体力和脑力,不会使人致病。只有比较长时间的过度劳累,包括体力劳动、脑力劳动及房劳的过度,或过度安逸,完全不劳动,不运动,劳逸才能成为致病因素而使人发病。

（1）过劳　是指过度劳累。包括劳力过度、劳神过度和房劳过度三个方面。

劳力过度,是指较长时期的过度用力而积劳成疾。劳力过度则伤气,久之则气少力衰,神疲消瘦。《素问·举痛论》所说"劳则气耗","劳则喘息汗出,外内皆越,故气耗矣",《素问·宣明五气》所说"久立伤骨,久行伤筋",即指此而言。

劳神过度,是指思虑太过,劳伤心脾而言。《素问·阴阳应象大论》说:"脾在志为思",而心主血藏神,所以思虑劳神过度,则耗伤心血,损伤脾气,可出现心神失养的心悸、健忘、失眠、多梦及脾不健运的纳呆、腹胀、便溏等症。

房劳过度,是指性生活不节,房事过度而言。肾藏精,主封藏,肾精不宜过度耗泄,若房事过频则肾精耗伤,临床常出现腰膝酸软,眩晕耳鸣,精神萎靡,性功能减退,或遗精,早泄甚或阳痿等病症。

（2）过度安逸　是指过度安闲,不参加劳动,又不运动。人体每天需要适当的活动,气血才能流畅,若长期不劳动,又不从事体育锻炼,易使人体气血不畅,脾胃功能减弱,可出现食少乏力,精神不振,肢体软弱,或发胖臃肿,动则心悸,气喘及汗出等,或继发它病。《素问·宣明五气》说"久卧伤气",就是这个道理。

6·1·5　外伤

外伤包括枪弹、金刃伤,跌打损伤,持重努伤,烧烫伤,冻伤和虫兽伤等。

　　枪弹、金刃、跌打损伤、持重努伤等外伤,可引起皮肤肌肉瘀血肿痛、出血,或筋伤骨折、脱臼。重则损伤内脏,或出血过多,可导致昏迷、抽搐、亡阳虚脱等严重病变。

　　烧烫伤,多由高温物品、沸水,或滚热的油,或火等烧烫后引起。轻者损伤肌肤,在受伤部位红、肿、热、痛,皮肤干燥,或起水泡,剧痛;重度烧烫伤,可损伤肌肉筋骨使痛觉消失,创面如皮革样,或蜡白、焦黄或炭化;严重烧烫伤,创面过大,除有局部症状外,常因剧烈疼痛,火毒内攻,体液蒸发或渗出,出现烦躁不安,发热、口干渴、尿少等,甚至死亡。

　　冻伤,是指人体遭受低温侵袭所引起的全身性或局部性损伤,是我国北方冬季常见病。温度越低,受冻时间越长,则冻伤程度越重。全身性冻伤,因寒为阴邪,易伤阳气,阴寒过盛,阳气受损,失去温煦和推动血行作用,则寒战,体温逐渐下降,面色苍白,唇舌、指甲青紫,感觉麻木,神疲乏力,或昏睡,呼吸减弱,脉迟细。如不救治,易致死亡。局部冻伤,多发生在手、足、耳郭、鼻尖和面颊部位。发病初期,受冻部位因寒主收引,经脉挛急,气血凝滞不畅,影响受冻局部的温煦和营养,致局部皮肤苍白、冷麻,继则肿胀青紫,痒痛灼热,或出现大小不等的水疱等,溃破后常易感染,故《诸病源候论·卷三十五》说:"严冬之月,触冒风雪寒毒之气,伤于肌肤,血气壅涩,因即瘃冻,敓赤疼肿,便成冻疮。"

　　虫兽伤,包括毒蛇、猛兽、疯狗咬伤,或蝎、蜂螫伤等。轻则局部损伤,出现肿痛、出血等;重则损伤内脏,或出血过多而死亡。毒蛇咬伤则出现全身中毒症状,如不及时救治,常导致中毒死亡。疯狗咬伤,初起仅见局部疼痛、出血,伤口愈合后,经一段潜伏期,然后可出现烦躁、惶恐不安、牙关紧闭、抽搐、恐水、恐风等症。

6·1·6　痰饮、瘀血

　　痰饮和瘀血是人体受某种致病因素作用后在疾病过程中所形成的病理产物。这些病理产物形成之后,又能直接或间接作用于人体某一脏腑组织,发生多种病证,故又属致病因素之一。

　　6·1·6·1　痰饮　痰和饮都是水液代谢障碍所形成的病理产物。一般以较稠浊的称为痰,清稀的称为饮。痰不仅是指咯吐出来有形可见的痰液,还包括瘰疬、痰核和停滞在脏腑经络等组织中而未被排出的痰液,临床上可通过其所表现的证候来确定,这种痰称为"无形之痰"。

　　饮即水液停留于人体局部者,因其所停留的部位及症状不同而有不同的名称。如《金匮要略》即有"痰饮"、"悬饮"、"溢饮"、"支饮"等区分。

　　痰饮的形成:痰饮多由外感六淫,或饮食及七情内伤等,使肺、脾、肾及三焦等脏腑气化功能失常,水液代谢障碍,以致水津停滞而成。因肺、脾、肾及三焦对水液代谢关系密切,肺主宣降,通调水道,敷布津液;脾主动化水液;肾阳主水液蒸化;三焦为水液通调之道路。故肺、脾、肾及三焦功能失常,均可聚湿而生痰饮。痰饮形成后,饮多留积于肠胃、胸胁及肌肤,而痰则随气升降流行,内而脏腑,外至筋骨皮肉,形成多种病证,因此有"百病多由痰作祟"之说。

　　痰饮的病证特点:痰饮形成之后,由于停滞的部位不同,临床表现亦不一样,阻滞于经脉的,可影响气血运行和经络的生理功能。停滞于脏腑的,可影响脏腑的功能和气机的升降。

　　痰的病证特点是:痰滞在肺,可见喘咳咯痰;痰阻于心,心血不畅,可见胸闷心悸;痰迷心窍,则可见神昏,痴呆;痰火扰心,则发为癫狂;痰停于胃,胃失和降,可见恶心呕吐,胃脘痞满;痰在经络筋骨,则可致瘰疬痰核,肢体麻木,或半身不遂,或成阴疽流注等;痰浊上犯于头,可见眩晕,昏冒;痰气凝结咽喉,则可出现咽中梗阻,吞之不下,吐之不出之症。

饮的病证特点是:饮在肠间,则肠鸣沥沥有声;饮在胸胁,则胸胁胀满,咳唾引痛;饮在胸膈,则胸闷、咳喘,不能平卧,其形如肿;饮溢肌肤,则见肌肤水肿、无汗,身体疼重。

中医认识痰饮病证,除根据临床病证特点外,还常结合舌苔滑腻,脉滑或弦等全面综合分析,以进行判断。

6·1·6·2 瘀血 瘀血,指体内有血液停滞,包括离经之血积存体内,或血运不畅,阻滞于经脉及脏腑内的血液,均称为瘀血。瘀血是疾病过程中形成的病理产物,又是某些疾病的致病因素。

瘀血的形成,主要有两方面:一是因气虚、气滞、血寒、血热等原因,使血行不畅而凝滞。气为血帅,气虚或气滞,不能推动血液的正常运行;或寒邪客入血脉,使经脉踡缩拘急,血液凝滞不畅,或热入营血,血热搏结等,均可形成瘀血。二是由于内外伤、气虚失摄或血热妄行等原因造成血离经脉,积存于体内而形成瘀血。

瘀血的病证特点:瘀血形成之后,不仅失去正常血液的濡养作用,而且反过来又会影响全身或局部血液的运行,产生疼痛、出血或经脉瘀塞不通,内脏发生癥积,以及产生“瘀血不去,新血不生”等不良后果。瘀血的病证特点因瘀阻的部位和形成瘀血的原因不同而异。如瘀阻于心,可见心悸,胸闷心痛,口唇指甲青紫;瘀阻于肺,可见胸痛、咳血;瘀阻胃肠,可见呕血,大便色黑如漆;瘀阻于肝,可见胁痛痞块;瘀血攻心,可致发狂;瘀阻胞宫,可见少腹疼痛,月经不调,痛经,闭经,经色紫黯成块,或见崩漏;瘀阻肢体末端,可成脱骨疽;瘀阻于肢体肌肤局部,则可见局部肿痛青紫。

瘀血的病证虽然繁多,但其临床表现归纳起来则有以下几个共同的特点:疼痛,多为刺痛,痛处固定不移,拒按,夜间痛甚。肿块,外伤肌肤局部,可见青紫肿胀,瘀积于体内,久聚不散,则可形成癥积,按之有痞块,固定不移。出血,其血色多呈紫暗色,并伴有块状。在望诊方面,久瘀可见面色黧黑,肌肤甲错,唇甲青紫,舌质暗紫,或有瘀点、瘀斑,舌下经脉曲张等征象。脉象多见细涩、沉弦或结代等。

6·2 发病原理

疾病与健康是相对而言。人体脏腑、经络的生理活动正常,气血阴阳协调平衡,即所谓“阴平阳秘”。当人体在某种致病因素的作用下,人体脏腑、经络等生理活动异常,气血阴阳平衡协调关系受到破坏,导致“阴阳失调”,出现了各种临床症状,便发生了疾病。

中医学认为,疾病的发生和变化,虽然错综复杂,但总其大要,不外关系到人体本身的正气和邪气两个方面。

6·2·1 邪正与发病

正气,是指人体的功能活动(包括脏腑、经络、气血等功能)和抗病、康复能力,简称为“正”。所谓邪气,则泛指各种致病因素,简称为“邪”。疾病的发生和变化,即是在一定条件下邪正斗争的反映。

6·2·1·1 正气不足是疾病发生的内在根据 中医发病学很重视人体的正气,认为内脏功能正常,正气旺盛,气血充盈,卫外固密,病邪难以侵入,疾病无从发生,《素问·遗篇·刺法论》说:“正气存内,邪不可干。”只有在人体正气相对虚弱,卫外不固,抗邪无力的情况下,邪气方能乘虚而入,使人体阴阳失调,脏腑经络功能紊乱,才能发生疾病。《素问·评热病论》说:"邪之所凑,其气必虚。"《灵枢·百病始生》也说:"风雨寒热,不得虚,邪不能独伤人。卒然逢疾风暴雨而不病者,盖无虚,故邪不能独伤人。此必因虚邪之风,与其身形,两虚相得,乃客其形。"所以说,正气不足是疾病发生的内在根据。

6·2·1·2　邪气是发病的重要条件　中医学重视正气,强调正气在发病中的主导地位,并不排除邪气对疾病发生的重要作用。邪气是发病的条件,在一定的条件下,甚至可能起主导作用。如高温、高压电流、化学毒剂、枪弹伤、冻伤、毒蛇咬伤等,即使正气强盛,也难免被伤害。又如疫疠之邪,《素问·遗篇·刺法论》指出"五疫之至,皆相染易,无问大小,病状相似",这说明了多种传染病的发生,对人体有较大的危害,所以《内经》又提出要"避其毒气",以防止传染病的发生和播散。

6·2·1·3　正邪斗争的胜负,决定发病与不发病　正邪斗争,是指正气与病邪的斗争。这种斗争不仅关系着疾病的发生,而且影响疾病的发展及转归。

正能胜邪则不发病　邪气侵袭人体时,正气即起来抗邪,若正气强盛,抗邪有力,则病邪难以侵入,或侵入后即被正气及时消除,不产生病理反映,即不发病。如自然界中经常存在着各种各样的致病因素,但并不是所有接触的人都会发病,此即是正能胜邪的结果。

邪胜正负则发病　在正邪斗争过程中,若邪气偏胜,正气相对不足,邪胜正负,从而使脏腑阴阳、气血失调,气机逆乱,便可导致疾病的发生。

发病以后,由于正气强弱的差异、病邪性质的不同和感邪的轻重,以及所在部位的浅深,从而产生不同的病证。如:

疾病与正气强弱的关系:正气强,邪正斗争剧烈,多表现为实证;正气虚弱,抗邪无力,多表现为虚证,或虚实错杂证。

疾病与感邪性质的关系:一般来说,感受阳邪,易导致阳偏盛而伤阴,出现实热证;感受阴邪,易导致阴偏盛而伤阳的寒实证或寒湿证。

疾病与感邪轻重的关系:邪气是导致疾病发生的重要条件,疾病的轻重,除体质因素外,决定于感邪的轻重,一般来说,邪轻则病轻,邪重则病重。

疾病与病邪所中部位的关系:病邪侵犯人体,有在筋骨经脉者,有在脏腑者,病位不同,病证各异。《灵枢·刺节真邪》说:"虚邪之中人也,洒淅动形,起毫毛而发腠理。其入深,内搏于骨,则为骨痹。搏于筋,则为筋挛。搏于脉中,则为血闭不通,则为痈。搏于肉,与卫气相搏,阳胜者则为热;阴胜者则为寒。寒则真气去,去则虚,虚则寒。搏于皮肤之间,其气外发,腠理开,毫毛摇,气往来行,则为痒。留而不去,则痹。卫气不行,则为不仁。"《灵枢·五邪》又说:"邪在肺,则病皮肤痛,寒热,上气喘,汗出,咳动肩背。""邪在肝,则两胁中痛,寒中,恶血在内,行善掣节,时脚肿。""邪在脾胃,则病肌肉痛。阳气有余,阴气不足,则热中善饥;阳气不足,阴气有余,则寒中肠鸣腹痛。""邪在肾,则病骨痛阴痹。阴痹者,按之而不得,腹胀、腰痛、大便难,肩背颈项痛,时眩。""邪在心,则病心痛,喜悲,时眩仆。"说明病邪所中部位不同,疾病的证候表现亦不一样。

6·2·2　内外环境与发病

疾病的发生与内外环境都有着密切的关系。外环境,主要指生活、工作环境,包括气候变化、地理特点、环境卫生等。内环境,主要是指人体本身的正气。正气强弱则与体质和精神状态有关。

6·2·2·1　外环境与发病　中医学认为人与自然息息相关,人们在长期与自然作斗争中逐渐适应了自然。但是自然气候的异常变化,或工作、生活环境受污染,周围环境卫生差,又可使人致病。

气候因素：如六淫和疫疠致病,均与气候因素有关。春天气候多风,常发生风温病证；夏天,特别是暑天,气候炎热,则常发生热病和中暑；秋天天气敛肃,气候干燥,则常发生燥病；冬天气候严寒,则易于外感寒邪为病。同样,传染病的发生与流行也与自然气候有密切的关系。特别是气候反常,或太过或不及,或非其时而有其气,则更容易导致传染病的发生。如麻疹、百日咳、流行性脑脊髓膜炎(简称"流脑"),多流行于冬春季节；痢疾,流行性乙型脑炎(简称"乙脑"),则多流行于夏秋季节等,因为那时的气候条件更适合于这些疾病的致病细菌和病毒的繁殖和传播。

地域因素：不同的地域,由于自然条件不同,常有不同的常见病和多发病。如东南地区,滨海傍水,地势低洼,温热多雨,人们吃鱼而嗜咸,病多痈疡；西北高原地区,气候燥寒,经常处在风寒冰冽之中,吃的是肉食酥酪和牛羊乳汁,体质肥壮,卫外固密,则外邪不易侵犯而多发内伤病(参见《素问·异法方宜论》)。此外有些地区因缺乏某些物质,而有地方病之发生,如地方性甲状腺肿,多见于远离海岸的地区,最常见的原因是缺碘。

生活、工作环境：如工业废气、废物多含有不利于人体健康的毒物,若因工作关系经常接触到有害物质,则可以使人发生急性中毒或慢性中毒。粉尘过多,也能影响人体正常生理,出现各种病理变化。还有,当前农药的广泛使用,亦可使有些食物污染,从而不利于人体的健康。此外,有的疾病通过呼吸道传染,如流行性感冒、麻疹、百日咳、肺结核等。有的疾病通过消化道传染,如痢疾、肝炎等。而蚊、蝇则是疾病传播的媒介,所以周围环境卫生差,蚊蝇孳生,空气、水源或食物等受到污染,均可导致疾病的发生。

外环境还存在着其他某些致病因素,如外伤、虫兽伤、精神刺激等。而劳累过度、久视、久坐、久立、久行也能使人致病,故《素问·宣明五气》说："久视伤血……久坐伤肉,久立伤骨,久行伤筋。"

6·2·2·2　内环境与发病　中医学认为致病因素(邪)是发病的重要条件,正气不足或相对不足是发病的内在根据。由于人的体质不同,故对于外邪也有不同的易感性。《灵枢·五变》说："肉不坚,腠理疏,则善病风。""五脏皆柔弱者,善病消瘅。""小骨弱肉者,善病寒热。""麤(粗)理而肉不坚者,善病痹。"

一般来说,体质和精神状态决定着正气的强弱。

(1) 体质与正气的关系　体质壮实,则脏腑功能活动旺盛,精、气、血、津液充足,其正气充足；体质虚弱,则脏腑功能减退,精、气、血、津液不足,其正气也减弱。

体质与先天禀赋、饮食调养,身体锻炼有关。《灵枢·寿夭刚柔》说："人之生也,有刚有柔,有弱有强,有短有长,有阴有阳。"说明古人已经认识到由于先天禀赋不同,可以形成个体差异。一般来说,禀赋充实的,体质多壮实；禀赋不足的,体质多较虚弱。但还要结合后天饮食营养和体育锻炼。合理的饮食和充足的营养是保证人体生长发育的必要条件。饮食不足,缺少必要的营养,影响气血的化生,则可致体质虚弱。但暴饮暴食,又可损伤脾胃。饮食偏嗜,又会使体内某些物质过多、某些物质不足,从而影响正常生理功能,不利于体质增强。体育锻炼和体力劳动,可使气血畅通,体质增强。而过度安逸,则可使气血不畅,脾胃功能减退,从而使体质虚弱。

(2) 精神状态与正气的关系　精神状态受情志因素的直接影响。情志舒畅,精神愉快,则气体畅通,气血调和,脏腑功能协调,正气旺盛;若情志不畅,精神抑郁,则可使气机逆乱,阴阳气血失调,脏腑功能失常,正气减弱。因此,平时要注意精神调摄,保持思想上安定清静,不贪欲妄想,使真气和顺,精神内守。《素问·上古天真论》说:"恬淡虚无,真气从之,精神内守,病安从来。"所以,调摄精神,可以增强正气,从而减少和预防疾病的发生。

　　总的来说,正气是发病的内在根据。体质和精神状态影响着正气的强弱。体质壮实,情志舒畅,则正气充足,抗病力强,邪气难以入侵,即使受邪,病邪易被祛除,也难以发展。若体质虚弱,情志不畅,则正气减弱,抗病力衰退,邪气易于入侵而发病。

7 病 机

病机,即疾病发生、发展与变化的机理。疾病的发生、发展与变化,与患病机体的体质强弱和致病邪气的性质密切相关。病邪作用于人体,机体的正气必然奋起抗邪,而形成正邪相争,破坏了人体阴阳的相对平衡,或使脏腑、经络的功能失调,或使气血功能紊乱,从而产生全身或局部的多种多样的病理变化。因此,尽管疾病的种类繁多,临床征象错综复杂,千变万化,各个疾病、各个症状都有其各自的病机,但从总体来说,总离不开邪正盛衰、阴阳失调、气血失常、经络和脏腑功能紊乱等病机变化的一般规律。

7·1 邪正盛衰

邪正盛衰,是指在疾病过程中,机体的抗病能力与致病邪气之间相互斗争中所发生的盛衰变化。这种斗争,不仅关系着疾病的发生,而且直接影响着疾病的发展和转归,同时也影响着病证的虚实变化。所以,从一定意义上来说,许多疾病的过程,也就是邪正斗争及其盛衰变化的过程。

7·1·1 邪正盛衰与虚实变化

在疾病的发展变化过程中,正气和邪气这两种力量不是固定不变的,而是正邪双方在其斗争的过程中,在力量对比上发生着消长盛衰的变化。一般地说,正气增长而旺盛,则必然促使邪气消退;反之,邪气增长而亢盛,则必然会损耗正气。随着体内邪正的消长盛衰,形成了病症的虚实变化。

《素问·通评虚实论》说:"邪气盛则实,精气夺则虚。"实,主要指邪气亢盛,是以邪气盛为矛盾主要方面的一种病理反映。也就是说,致病邪气的毒力和机体的抗病能力都比较强盛,或是邪气虽盛而机体的正气未衰,能积极与邪抗争,故正邪相搏,斗争剧烈,反应明显,在临床上出现一系列病理性反映比较剧烈的有余的证候,即谓之实证。实证常见于外感六淫致病的初期和中期,或由于痰、食、水、血等滞留于体内而引起的病证。如临床上见到的痰涎壅盛、食积不化、水湿泛滥、瘀血内阻等病变,以及壮热、狂躁、声高气粗、腹痛拒按、二便不通、脉实有力等,都属于实证。

虚,主要指正气不足,是以正气虚损为矛盾主要方面的一种病理反映。也就是说,机体的气、血、津液和经络、脏腑等生理功能较弱,抗病能力低下,因而机体的正气对于致病邪气的斗争,难以出现较剧烈的病理反映,所以,临床上可出现一系列虚弱、衰退和不足的证候,即谓之虚证。虚证,多见于素体虚弱或疾病的后期,以及多种慢性病证。如大病、久病,消耗精气;或大汗、吐利、大出血等耗伤人体气血津液、阴阳,均会导致正气虚弱,出现神疲体倦、面容憔悴、心悸气短、自汗、盗汗,或五心烦热,或畏寒肢冷、脉虚无力等正虚的临床表现。

邪正的消长盛衰,不仅可以产生单纯的虚或实的病理变化,而且在某些长期的、复杂的疾病中,往往又多见虚实错杂的病理反映。这是由于疾病失治或治疗不当,以致病邪久留,损伤人体正气;或因正气不足,无力驱邪外出;或正虚,而内生水湿、痰饮、瘀血等病理产物的凝结阻滞。以上种种因素,均足以导致疾病的由实转虚或因虚致实的转化,同时也足以导致疾病的正虚邪实、正衰邪恋等虚实夹杂的错综复杂的病理变化。

总之,在疾病的发生和发展过程中,病机的虚和实,都只是相对的而不是绝对的,因而,由实转虚、因虚致实和虚实夹杂,常常是疾病发展过程中的必然趋势。因此,在临床上不能以静止的、绝对的观点来对待虚和实的病机变化,而应以能动的、相对的观点来分析虚和实的病机。

病机的或实或虚,在临床上均有一定的征象可循。但必须指出,临床上的征象,仅仅是疾病的现象,在一般情况下,即是现象与本质相一致的情况下,可以反映病机的虚或实;在特殊情况下,即疾病的现象与本质不完全一致的情况下,在临床上往往会出现与疾病本质不符的许多假象,这些假象是不能反映病机的虚或实的,因而有"至虚有盛候"的真虚假实和"大实有羸状"的真实假虚。真实假虚中假象的出现,常常是由于实邪结聚,阻滞经络,气血不能外达所致;真虚假实中假象的出现,常常是由于脏腑的气血不足,运化无力所致。因此,分析病机的虚或实,必须透过现象看本质,才能不被假象所迷惑,真正把握住疾病的虚实变化。

7·1·2　邪正盛衰与疾病转归

在疾病的发生、发展及其转归的过程中,邪正的消长盛衰,不是固定不变的。在一般情况下,由于正气不虚,具有抗御病邪的能力,能逐渐战胜病邪,而使疾病得到好转或痊愈。但是,在某些情况下,由于正气抗御病邪的能力低下,或正气未能来复,邪气日益滋长,而使疾病日趋恶化,甚则导致死亡的不良结局。因此,疾病的转归,实质上取决于邪正的消长盛衰:正胜邪退,疾病趋向于好转和痊愈;邪胜正衰,则疾病趋向于恶化,甚则导致死亡。

7·1·2·1　正胜邪退　正胜邪退,是在邪正消长盛衰发展过程中,疾病向好转和痊愈方面转归的一种结局。也是在许多疾病中最常见的一种转归。这是由于:或因患者的正气比较充盛,抗御病邪的能力较强,或因及时地得到正确的治疗,则邪气难以进一步发展,进而促使病邪对机体的作用消失或终止,机体的脏腑、经络等组织的病理性损害逐渐得到修复,精、气、血、津液等的耗伤也逐渐得到恢复,机体的阴阳两个方面在新的基础上又获得了新的相对平衡,疾病即告痊愈。例如,由六淫所致的外感疾病,邪气从皮毛或口鼻侵入人体,若机体正气不虚,抗御病邪的能力较强,则不仅能延缓病情的进一步发展,使病变局限在肌表或经络,而且可在机体正气抗御病邪的作用下,驱邪外出,一经发汗解表,则邪去而营卫和调,疾病痊愈。

7·1·2·2　邪胜正衰　邪胜正衰,是在邪正消长盛衰发展过程中,疾病向恶化甚至死亡方面转归的一种结局。这是由于机体的正气虚弱,或由于邪气的炽盛,机体抗御病邪的能力日趋低下,不能制止邪气的致病作用及其进一步的发展,机体受到的病理性损害日趋严重,则病情因而趋向恶化和加剧。若正气衰竭,邪气独盛,气血、脏腑、经络等生理功能衰惫,阴阳离决,则机体的生命活动亦告终止而死亡。例如,在外感热病过程中,"亡阴"、"亡阳"等证候的出现,即是正不敌邪,邪胜正衰的典型表现。

此外,在邪正消长盛衰的过程中,若邪正双方的力量对比势均力敌,出现邪正相持或正虚邪恋,邪去而正气不复等情况,则常常是许多疾病由急性转为慢性,或留下某些后遗症,或慢性病持久不愈的主要原因之一。

7·2　阴阳失调

阴阳失调,即是阴阳消长失去平衡协调的简称。是指机体在疾病的发生发展过程中,由于各种致病因素的影响,导致机体的阴阳消长失去相对的平衡,从而形成阴阳偏胜、偏衰,或阴不制阳、阳不制阴的病理状态。同时,阴阳失调又是脏腑、经络、气血、营卫等相互关系失调,以及表里出入、上下升降等气机失常的概括。由于六淫、七情、饮食劳倦等各种致病因素作用于人体,必须通过机体内部的阴阳失调才能形成疾病。所以,阴阳失调又是疾病发生、发展的内在根据。

阴与阳两者之间相互制约、相互转化,既对立又统一,维持着动态的平衡,这是进行正常生命活动的基本条件,因而,在中医学的病机理论中,阴阳的消长失去协调平衡,是对人体各种功能性和器质性病变的高度概括。

阴阳失调的病理变化,甚为复杂,但其主要表现,不外阴阳的偏胜、阴阳的偏衰、阴阳的互损、阴阳的格拒,以及阴阳的亡失等几方面。兹分述如下:

7·2·1　阴阳偏胜

阴或阳的偏胜,主要是指"邪气盛则实"的实证。病邪侵入人体,必从其类。即阳邪侵入人体,可形成阳偏胜;阴邪侵入人体,形成阴偏胜。《素问·阴阳应象大论》说"阳胜则热,阴胜则寒",明确地指出了阳偏胜和阴偏胜病机的临床表现特点。

阴和阳是相互制约的,阳长则阴消,阴长则阳消,阳偏胜必然会制阴,而导致阴偏衰;阴偏胜也必然会制阳,而导致阳偏衰。所以,《素问·阴阳应象大论》又说"阳胜则阴病,阴胜则阳病",这是指出了阳偏胜或阴偏胜的必然发展趋势。

7·2·1·1　阳偏胜　阳偏胜,即是阳盛,是指机体在疾病过程中,所出现的一种阳气偏盛,功能亢奋,热量过剩的病理状态。一般地说,其病机特点多表现为阳盛而阴未虚的实热证。形成阳偏胜的主要原因,多由于感受温热阳邪,或虽感受阴邪,但从阳化热,也可由于情志内伤,五志过极而化火;或因气滞、血瘀、食积等郁而化热所致。

由于阳是以热、动、燥为其特点,阳偏胜,即出现热象,所以说"阳胜则热"。如壮热、面红、目赤等,即是阳偏胜的具体表现。《素问·调经论》说的"阳盛则外热",实际上是指外邪客于体表,则卫外之阳气充盛于肌表与邪气抗争,从而引起"腠理闭塞,玄府不通,卫气不得泄越"的发热症状。

"阳胜则阴病",即阳盛则阴虚。但从病机上必须区分阴的相对虚和绝对虚两类。邪客于阳而致阳盛,此时由于阴的相对不足,从而出现实热证。如果由于阳盛而耗伤机体的阴液,此时阴由相对的不足转而成为绝对的虚亏,这就从实热证转化为虚热证或实热兼阴亏证。

7·2·1·2　阴偏胜　阴偏胜,即是阴盛,是指机体在疾病过程中所出现的一种阴气偏盛,功能障碍或减退,产热不足,以及病理性代谢产物积聚的病理状态。一般地说,其病机特点多表现为阴盛而阳未虚的实寒证。阴偏胜多由感受寒湿阴邪,或过食生冷,寒滞中阻,阳不制阴而致阴寒内盛。

阴是以寒、静、湿为其特点,阴偏胜,就出现寒象,所以说"阴胜则寒"。如形寒、肢冷、舌淡等,即是阴偏胜的具体表现。《素问·调经论》在论述"阴盛生内寒"时说:"寒气积于胸中而不泻,不泻则温气去,寒独留,则血凝泣,凝则脉不通,其脉盛大以涩,故中寒。"说明了阴寒内盛的主要病机。

"阴胜则阳病",即阴盛则阳虚。从病机理论来说,虽然也可区分为阳的相对不足和绝对的虚损,但是,由于阳主动而易耗散,而且阴寒内盛多因素体阳虚,阳不制阴所致。所以,实际上在阴偏胜时,多同时伴有程度不同的阳气不足,难以明确区分阳的相对不足和绝对的损伤。

7·2·2　阴阳偏衰

阴或阳的偏衰,是指"精气夺则虚"的虚证。这里所说的"精气夺",实质上是包括了机体的精、气、血、津液等基本物质的不足及其生理功能的减退,同时也包括了脏腑、经络等生理功能的减退和失调。机体的精、气、血、津液和脏腑、经络等组织器官及其生理功能,均可区分为阴、阳两类属性。在正常的生理情况下,它们之间存在着相互制约、互根互用及相互转化的关系,维持着相对平衡的状态。如果由于某种原因,出现阴或阳的某一方面物质减少或功能减退时,必然不能制约对方而引起对方的相对亢盛,形成"阳虚则阴盛"、"阳虚则寒"(虚寒)、"阴虚则阳亢"、"阴虚则热"(虚热)的病理现象。

7·2·2·1　阳偏衰　阳偏衰,即是阳虚,是指机体阳气虚损,功能减退或衰弱,热量不足的病理状态。一般地说,其病机特点多表现为机体阳气不足,阳不制阴,阴相对亢盛的虚寒证。形成阳偏衰的主要原因,多由于先天禀赋不足,或后天饮食失养和劳倦内伤,或久病损伤阳气所致。

阳气不足,一般以脾肾之阳虚为主,其中尤以肾阳为诸阳之本,所以,肾阳虚衰(命门之火不足)在阳偏衰的病机中占有极其重要的地位。由于阳气的虚衰,阳虚则不能制阴,阳气的温煦功能减弱,经络、脏腑等组织器官的某些功能活动也因之而减退,血和津液的运行迟缓,水液不化而阴寒内盛,这就是阳虚则寒的主要机理。阳虚则寒,虽也可见到面色㿠白、畏寒肢冷、舌淡、脉迟等寒象,但还有喜静踡卧、小便清长、下利清谷等虚象。所以,阳虚则寒与阴胜则寒,不仅在病机上有区别,而且在临床表现方面也有不同:前者是虚而有寒;后者是以寒为主,虚象不明显。

7·2·2·2　阴偏衰　阴偏衰,即是阴虚,是指机体精、血、津液等物质亏耗,以及阴不制阳,导致阳相对亢盛,功能虚性亢奋的病理状态。一般地说,其病机特点多表现为阴液不足及滋养、宁静功能减退,以及阳气相对偏盛的虚热证。形成阴偏衰的主要原因,多由于阳邪伤阴,或因五志过极,化火伤阴,或因久病耗伤阴液所致。

阴液不足,一般以肝肾之阴为主,其中尤以肾阴为诸阴之本,所以,肾阴不足在阴偏衰的病机中占有极其重要的地位。由于阴液不足,不能制约阳气,从而形成阴虚内热、阴虚火旺和阴虚阳亢等多种表现。如五心烦热、骨蒸潮热、面红升火、消瘦、盗汗、咽干口燥、舌红少苔、脉细数无力等,即是阴虚则热的表现。阴虚则热与阳胜则热的病机不同,其临床表现也有所区别:前者是虚而有热;后者是以热为主,虚象并不明显。

7·2·3　阴阳互损

阴阳互损,是指在阴或阳任何一方虚损的前提下,病变发展影响及相对的一方,形成阴阳两虚的病机。在阴虚的基础上,继而导致阳虚,称为阴损及阳;在阳虚的基础上,继而导致阴虚,称为阳损及阴。由于肾藏精气,内寓真阴真阳,为全身诸气阴液之根本,因此,无论阴虚或阳虚,多在损及肾脏阴阳及肾本身阴阳失调的情况下,才易于发生阳损及阴或阴损及阳的阴阳互损的病理变化。

7·2·3·1　阴损及阳　阴损及阳,系指由于阴液亏损,累及阳气生化不足或无所依附而耗散,从而在阴虚的基础上又导致了阳虚,形成了以阴虚为主的阴阳两虚病理状态。例如:临床上常见的肝阳上亢一证,其病机主要为水不涵木的阴虚阳亢,但病情发展,亦可进一步损耗肾脏精气,损及肾阳,继而出现畏寒、肢冷、面色㿠白、脉沉弱等阳虚症状,转化为阴损及阳的阴阳两虚证。

7·2·3·2　阳损及阴　阳损及阴,系指由于阳气虚损,无阳则阴无以生,累及阴液的生化不足,从而在阳虚的基础上又导致了阴虚,形成了以阳虚为主的阴阳两虚病理状态。例如:临床上常见的水肿一证,其病机主要为阳气不足,气化失司,水液代谢障碍,津液停聚而水湿内生,溢于肌肤所致。但其病变发展,则又可因阴无阳生而日益亏耗,而见日益消瘦,烦躁升火,甚则瘛疭等阴虚症状,转化为阳损及阴的阴阳两虚证。

7·2·4　阴阳格拒

阴阳格拒,是阴阳失调中比较特殊的一类病机,包括阴盛格阳和阳盛格阴两方面。形成阴阳相互格拒的机理,主要是由于某些原因引起阴或阳的一方偏盛至极,因而壅遏于内,将另一方排斥格拒于外,迫使阴阳之间不相维系,从而出现真寒假热或真热假寒等复杂的病理现象。

7·2·4·1　阴盛格阳　阴盛格阳,又称格阳,系指阴寒之邪壅盛于内,逼迫阳气浮越于外,使阴阳之气不相顺接,相互格拒的一种病理状态。阴寒内盛是疾病的本质,但由于格阳于外,在临床上出现面红、烦热、口渴、脉大等假热之象,故称其为真寒假热之证。

7·2·4·2　阳盛格阴　阳盛格阴,又称格阴,系指邪热内盛,深伏于里,阳气被遏,郁闭于内,不能外达于肢体而格阴于外的一种病理状态,阳盛于内是疾病的本质,但由于格阴于外,在临床上出现四肢厥冷、脉象沉伏等假寒之象,故称为真热假寒之证。如《医宗金鉴·伤寒心法要诀》说:"阳气太盛,不得相荣也。不相荣者,不相入也,既不相入,则格阴于外,故曰阳盛格阴也。"

7·2·5　阴阳亡失

阴阳的亡失,包括亡阴和亡阳两类。是指机体的阴液或阳气突然大量地亡失,导致生命垂危的一种病理状态。

7·2·5·1　亡阳　亡阳,是指机体的阳气发生突然性脱失,而致全身功能突然严重衰竭的一种病理状态。一般地说,亡阳多由于邪盛,正不敌邪,阳气突然脱失所致。也可由于素体阳虚,正气不足,疲劳过度等多种原因,或过用汗法,汗出过多,阳随阴泄,阳气外脱所致。慢性消耗性疾病的亡阳,多由于阳气的严重耗散,虚阳外越所致。《素问·生气通天论》说:"阳者,卫外而为固也。"故阳气暴脱多见大汗淋漓,肌肤手足逆冷,蜷卧,神疲,脉微欲绝等危重证候。

7·2·5·2　亡阴　亡阴,是指由于机体阴液发生突然性的大量消耗或丢失,而致全身功能严重衰竭的一种病理状态。一般地说,亡阴都由于热邪炽盛,或邪热久留,大量煎灼阴液所致。也可由于其他因素大量耗损阴液而致亡阴。《素问·生气通天论》说:"阴者,藏精而起亟也。"故亡阴时多见喘渴烦躁,手足虽温而汗多欲脱的危重证候。

亡阴和亡阳,在病机和临床征象等方面,虽然有所不同,但由于机体的阴和阳存在着互根互用的关系,阴亡,则阳无所依附而散越;阳亡,则阴无以化生而耗渴。故亡阴可以迅速导致亡阳,亡阳也可继而出现亡阴,最终导致"阴阳离决,精气乃绝",生命活动终止而死亡。

综上所述,阴阳失调的病机,是以阴阳的属性,阴和阳之间所存在着的相互制约、相互消长、互根互用和相互转化关系的理论,来阐释、分析、综合机体一切病理现象的机理。因此,在阴阳的偏胜和偏衰之间,亡阴和亡阳之间,都存在着内在的密切联系。也就是说,阴阳失调的各种病机,并不是固定不变的,而是随着病情的进退和邪正盛衰等情况的变化而变化的。

7·3　气血失常

气血失常,概括了气和血的不足及其各自生理功能的异常,以及气和血互根互用的功能失常等病理变化。

人体的气和血流行于全身,是脏腑、经络等一切组织器官进行生理活动的物质基础。如果气血失常,必然会影响及机体的各种生理功能,而导致疾病的发生,所以《素问·调经论》说:"血气不和,百病乃变化而生。"但是,气和血又是脏腑功能活动的产物,因此,脏腑发生病变,不但可引起本脏腑的气血失常,而且也会影响及全身的气血,从而引起气或血的病理变化。所以,气血失常的病机,同邪正盛衰、阴阳失调一样,不仅是脏腑、经络等各种病变机理的基础,而且也是分析研究各种临床疾病病机的基础。

7·3·1　气的失常

气的失常包括:由于气的生化不足或耗散太过而致气的不足、气的某些功能减退、气的运动失常等。前两者多表现为气虚,后者则为气滞、气逆、气陷、气闭和气脱等气机失调病理变化。

7·3·1·1　气虚　气虚,系指元气耗损,功能失调,脏腑功能衰退,抗病能力下降的病理状态。形成的原因主要由于先天禀赋不足,或后天失养,或肺脾肾的功能失调而致气的生成不足。也可因劳倦内伤,久病不复等而致。如:精神萎顿,倦怠,四肢无力,眩晕,自汗,易于感冒等,都是气虚的具体表现。

由于气和血、津液的关系极为密切,因而在气虚的情况下,必然会影响及血和津液,导致血和津液的生成不足,运行迟缓,或无故流失,从而引起血和津液的多种病变。

7·3·1·2　气机失调　气机失调,是指气的升降出入失常而引起的气滞、气逆、气陷、气闭和气脱等病理变化。

升降出入,是气的基本运动形式,是脏腑经络、阴阳气血矛盾运动的基本过程。

人体脏腑经络的功能活动,脏腑经络以及气血阴阳的相互关系,无不依赖于气的升降出入运动维持着相对的平衡。如:肺的呼吸和宣发肃降,脾的升清和胃的降浊,心肾的阴阳相交、水火既济(心火下降,肾水上升),以及肝主升和肺主降等生理功能之间的协调平衡,都是气的升降出入运动正常的具体体现。气的升降出入异常,则能影响脏腑、经络、气血、阴阳等各方面功能的协调平衡。若气机失调,可涉及五脏六腑、表里内外、四肢九窍等各方面的多种病变。一般地说,气机失调可概括为:气滞(气的流通障碍)、气逆(气的上升运动过强或下降运动不及)、气陷(气的上升力量不足或下降力量过强)、气闭(气的外出受阻)和气脱(气不内守而外脱)等。兹分述如下:

(1)气滞　气滞,即气机郁滞不畅。主要由于情志内郁,或痰、湿、食积、瘀血等阻滞,影响到气的流通,形成局部或全身的气机不畅或阻滞,从而导致某些脏腑、经络的功能障碍。气滞于某一局部,可以出现胀满、疼痛,甚则引起血瘀、水停,形成瘀血、痰饮等病理产物。由于肝升肺降、脾升胃降,在调整全身气机中起着极其重要的作用,因此,气滞不仅能见肺气壅滞、肝郁气滞,或脾胃气滞,而且,肺、肝、脾、胃等脏腑功能的障碍也能形成气滞。

(2)气逆　气逆,为气机升降失常,脏腑之气逆上的病理状态。多由情志所伤,或因饮食寒温不适,或因痰浊壅阻等所致。气逆最常见于肺、胃和肝等脏腑。在肺,则肺失肃降,肺气上逆,发为咳逆上气。在胃,则胃失和降,胃气上逆,发为恶心、呕吐、嗳气、呃逆。在肝,则肝气上逆,发为头痛头胀,面红目赤而易怒。由于肝为刚脏,主动主升,而又为藏血之脏,因此,在肝气上逆时,甚则可导致血随气逆,或为咯血、吐血,或壅遏清窍而致昏厥。故《素问·生气通天论》说:"大怒则形气绝,而血菀于上,使人薄厥。"

一般地说,气逆于上,以实为主。但也有因虚而气上逆者。如肺虚而失肃降或肾不纳气,都可导致肺气上逆;胃虚失降也能导致胃气上逆。这都是因虚而气逆的病机。

(3) 气陷　气陷,是气虚病机的一种,以气的无力升举为主要特征的一种病理状态。机体内脏位置的相对恒定,全赖于气的正常升降出入运动。所以,在气虚而升举力量减弱的情况下,就会引起某些内脏的下垂,如胃下垂、肾下垂、子宫脱垂等。由于"人受气于谷",气生化于脾,脾主升,而脾胃又为气血生化之源,所以在脾胃气虚时,更易导致气陷,故气陷常称为中气(即脾胃之气的合称)下陷,还可伴见腰腹胀满重坠,便意频频,以及短气乏力,语声低微,脉弱无力等症。

(4) 气闭和气脱　气闭和气脱,都是以气的出入异常为主的病理状态,其临床表现多为厥、脱等重证。

气闭,多由于浊邪外阻,或因气郁之极,甚至气的外出亦为所阻,从而出现突然闭厥的病理状态。例如,触冒秽浊之气所致的闭厥,外感热病过程中的热盛闭厥,突然精神创伤所致的昏厥等,其病机都属于气的外出受阻而致气闭。

气脱,多由于正不敌邪,或正气的持续衰弱,以致气不内守而外脱,或因大出血、大汗等气随血脱或气随津脱而致气脱,从而出现功能突然衰竭的病理状态。气脱实际上是各种虚脱病变的主要病机。

7·3·2　血的失常

血的失常,包括血液的生成不足或因出血、久病等耗损血液太过,或血的濡养功能减弱而致血虚;由于血热而导致血行加速;血的循行迟缓而导致血瘀等病理变化。兹分述如下:

7·3·2·1　血虚　血虚,是指血液不足或血的濡养功能减退的病理状态。失血过多,新血不及生成补充;或因脾胃虚弱,饮食营养不足,化生血液的功能减弱或化源不足,而致血液化生障碍;或因久病不愈,慢性消耗等因素而致营血暗耗等,均可导致血虚。

全身各脏腑、经络等组织器官,都依赖于血的濡养,因而,在血虚时,就会出现全身或局部的失荣失养,功能活动逐渐衰退等虚弱的证候。如面色不华,唇舌爪甲色淡无华,头目眩晕,心悸怔忡,神疲乏力,形体瘦怯,或手足麻木,关节屈伸不利,或两目干涩,视物昏花等,都是血虚的临床征象。

7·3·2·2　血瘀　血瘀,是指血液的循行迟缓和不流畅的病理状态。气滞而致血行受阻,或气虚而血运迟缓,或痰浊阻于脉络,或寒邪入血,血寒而凝,或邪热入血,煎熬血液等,均足以形成血瘀,甚则血液瘀结而成瘀血。所以,瘀血是血瘀的病理产物,而在瘀血形成之后,又可阻于脉络,而成为形成血瘀的一种原因。

血瘀的病机主要是血行不畅,所以,血瘀而阻滞在脏腑、经络等某一局部时,则发为疼痛,痛有定处,得寒温而不减,甚则可形成肿块,称之为癥。同时,可伴见面目黧黑,肌肤甲错,唇舌紫暗以及瘀斑、红缕等血行迟缓和血液瘀滞的征象。

血瘀反过来又可加剧气机的阻滞,从而形成气滞导致血瘀、血瘀导致气滞的恶性循环。

7·3·2·3 血热 血热,是指血分有热,血行加速的病理状态。血热多由于邪热入血所致,也可由于情志郁结,五志过极化火而导致血热。

由于血得温则行,故在血热的情况下,血液运行就加速,甚则灼伤脉络,迫血妄行。邪热又可煎熬血和津液。所以,血热的临床表现,以既有热象,又有耗血、动血及伤阴为其特征。

7·3·3 气和血互根互用的功能失调 气属于阳,血属于阴,两者之间的关系,犹如阴阳相随、相互依存、相互为用。气对于血,具有推动、温煦、化生、统摄的作用;血对于气,则具有濡养和运载等作用。故气的虚衰和升降出入异常,必然影响及血。如:气虚则血无以生化,血必因之而虚少;气虚则推动、温煦血液的功能减弱,血必因之而凝滞;气虚而统摄功能减弱,则血必之外逸而出血;气滞则血必因之而瘀阻;气机逆乱,血必随气上逆或下陷,甚则上为吐衄,下为便血、崩漏。同样,在血的虚衰和血的运行失常时,也必然影响及气。如:血虚,则气亦随之而衰少;血瘀,则气亦随之而郁滞;血脱,则气无所依而随血脱逸,临床上气血相互为用的功能失调,主要有气滞血瘀、气不摄血、气随血脱、气血两虚和气血不荣经脉等几方面:

7·3·3·1 气滞血瘀 气滞和血瘀,常同时存在。由于气的运行不畅,导致血运的障碍,而形成气滞血瘀,也可由于闪挫外伤等因素,而致气滞和血瘀同时形成,在一般情况下,肝主疏泄而藏血,肝的疏泄在气机调畅中起着关键的作用,因而气滞血瘀多与肝的生理功能异常密切相关。其次,由于心主血脉而行血,故在心的生理功能失调时,则多先发生血瘀而后导致气滞。气滞血瘀,在临床上多见胀满疼痛,瘀斑及积聚癥瘕等病症。

7·3·3·2 气不摄血 气不摄血,是指因气的不足,固摄血液的生理功能减弱,血不循经,逸出脉外,而导致咯血、吐血、衄血、发斑、便血、尿血、崩漏等各种出血的病理状态。其中,因中气不足,气虚下陷而导致血从下逸,则可见崩漏、便血、尿血等病症。

7·3·3·3 气随血脱 气随血脱,是指在大量出血的同时,气也随着血液的流失而散脱,从而形成气血两虚或气血并脱的病理状态。常由外伤失血,或妇女崩中,产后大出血等因素所致。血为气之载体,血脱,则气失去依附,故气亦随之散脱而亡失。

7·3·3·4 气血两虚 气血两虚,即气虚和血虚同时存在的病理状态。多因久病消耗,气血两伤所致;或先有失血,气随血耗;或先因气虚,血的生化无源而日渐衰少,从而形成气血两虚。在临床上,可同时见到面色淡白或萎黄,少气懒言,疲乏无力,形体瘦怯,心悸失眠,肌肤干燥,肢体麻木等气血不足之症。

7·3·3·5 气血不荣经脉 气血不荣经脉,是指因气血虚衰或气血失和,以致气血相互为用的功能减退,对经脉、筋肉、皮肤的濡养作用减弱,从而产生肢体筋肉等运动失常或感觉异常的病理状态。如肢体麻木或运动不便,甚则不用;肌肤干燥、瘙痒、欠温,甚则肌肤甲错等,都是气血不荣经脉的具体表现。

7·4 津液代谢失常

津液的代谢,实质上即是津液的不断生成、不断输布和不断排泄的过程。津液的正常代谢,是维持体内津液的正常输布、生成和排泄之间相对恒定的基本条件。津液的代谢失常,也就是津液的输布失常,津液的生成和排泄之间失去平衡,从而出现津液的生成不足、耗散和排泄过多,以致体内的津液不足;或是输布失常、排泄障碍,以致津液在体内的环流缓慢,形成水液滞留、停积、泛滥等病理变化。

　　津液的代谢,是一个复杂的生理过程。由于多个脏腑的多种生理功能的相互协调,才能维持正常的代谢平衡。简要地说:津液的生成、输布和排泄,离不开气的升降出入运动和气的气化功能。气的升降出入运动正常,津液的升降出入才能维持正常的平衡;气的气化功能健旺,津液才能正常地生成、输布和排泄。所以,气的运动和气化功能,实际上调节着全身的津液代谢。从有关脏腑的生理功能来说:津液的生成,离不开脾胃的运化;津液的输布的排泄,离不开脾的散精、肺的宣发和肃降、肝的疏泄、肾和膀胱的蒸腾气化,以及三焦的通调。这些脏腑生理功能的相互配合,构成了津液代谢的调节机制,维持着津液的生成、输布和排泄之间的协调平衡。因此,如果气的升降出入运动失去平衡,气化功能失常,或是肺、脾、肾等有关脏腑和有关生理功能中,任何一脏或任何一种生理功能的异常,均能导致津液的代谢失常,形成体内的津液不足,或是津液在体内的滞留,从而内生水湿或痰饮。兹分述于后:

7·4·1　津液不足

　　津液不足,是指津液在数量上的亏少,进而导致内则脏腑,外而孔窍、皮毛,失其濡润滋养作用,因之产生一系列干燥失润的病理状态。多由燥热之邪或五志之火,或发热、多汗、吐泻、多尿、失血,或过用误用辛燥之剂等引起津液耗伤所致。

　　津和液,在性状、分布部位、生理功能等方面均有所不同,因而津液不足的病机及临床表现,也存在着一定的差异。津较清稀,流动性较大,内则充盈血脉,润泽脏腑,外则达于皮毛和孔窍,易于耗散,也易于补充。如炎夏而多汗,或因高热而口渴引饮;气候干燥季节,常见口、鼻、皮肤干燥;大吐、大泻、多尿时所出现的目陷、螺瘪,甚则转筋等,均属于伤津为主的临床表现。液较稠厚,流动性较小,是以濡养脏腑,充养骨髓、脑髓、脊髓滑,利关节为主,一般不易损耗,一旦亏损则亦不易迅速补充。如热病后期或久病伤阴,所见到的舌光红无苔或少苔,唇舌干燥而不引饮,形瘦肉脱,肌肤毛发枯槁,甚则肉瞤,手足震颤蠕动等,均属于阴液枯涸以及动风的临床表现。

　　但须指出,伤津和脱液,在病机和临床表现方面虽然有所区别,但津和液本为一体,二者之间在生理上互生互用,在病理上也互有影响,一般说来,伤津时并不一定兼有伤阴脱液;而在脱液时,则必兼有伤津。故说津伤乃伤阴脱液之渐;液脱乃津液干涸之甚。

7·4·2　津液的输布、排泄障碍

　　津液的输布和排泄,是津液代谢中的两个重要环节。这两个环节的功能障碍,虽然各有不同,但其结果都能导致津液在体内不正常的停滞,成为内生水湿、痰饮等病理产物的根本原因。

　　津液的输布障碍,是指津液得不到正常的输布,导致津液在体内环流迟缓,或在体内某一局部发生滞留,因而津液不化,水湿内生,酿痰成饮。导致津液输布障碍的原因很多,涉及肺的宣发和肃降、脾的运化和散精、肝的疏泄条达和三焦的水道是否通利等各个方面。如:肺失宣散和肃降,则痰壅于肺;脾失健运,运化水湿和散精功能减退,则津液环流迟缓,而生湿酿痰;肝失疏泄,则气机不畅,气滞而致津液停留,为痰为水;三焦的水道不利,不仅直接影响着津液的环流,而且也影响着津液的排泄。津液的输布障碍,虽然有上述多种成因,但其中最主要的还是脾的运化功能障碍。故《素问·至真要大论》说:"诸湿肿满,皆属于脾。"

　　津液的排泄障碍,主要是指津液转化为汗液和尿液的功能减退,而致水液潴留,上下溢于肌肤而为水肿。津液化为汗液,主要是肺的宣发功能;津液化为尿液,主要是肾的蒸腾气化功能。肺和肾的功能减弱,虽然均可引起水液潴留,发为水肿,但是肾的蒸腾气化则起着

主宰排泄的作用。这是因为,在肺失宣发,腠理闭塞,汗液排泄障碍的情况下,津液经过代谢后的废液,仍可化为尿液而排出体外,正如《灵枢·五癃津液别》所说:"天寒则腠理闭,气湿不行,水下留于膀胱,则为溺与气。"反之,如果肾的蒸腾气化功能减退,尿液的生成和排泄障碍,则必致水湿泛滥而为水肿。故《素问·水热穴论》说:"肾者,胃之关也。关门不利,故聚水而从其类也。"

应当指出,津液的输布障碍和排泄障碍,二者虽然有别,但亦常相互影响和互为因果,其结果导致内生水湿,酿痰成饮,引起多种病变。

7·4·3　津液与气血的功能失调

如上所述,津液的生成、输布和排泄,依赖于脏腑的气化和气的升降出入,而气之循行亦以津液为载体,通达上下内外遍布于全身。同时津液的充足,亦是保持血脉充盈、运行通畅的条件。因此,津液与气血的功能协调,乃是保证人体生理活动正常的重要方面。一旦津液与气血失其协调的关系,则可出现如下几种病理变化:

7·4·3·1　津停气阻　津停气阻,主要指津液代谢障碍,水湿痰饮潴留导致气机阻滞的病理状态。如水饮阻肺,肺气壅滞,宣降失职,可见胸满咳嗽,喘促不能平卧;水饮凌心,阻遏心气,心阳被抑,则可见心悸、心痛;水饮停滞中焦,阻遏脾胃气机,可致清气不升,浊气不降,而见头昏困倦,脘腹胀满,纳化呆滞;水饮停于四肢,则可使经脉阻滞,表现为肢体沉重胀痛等临床表现。

7·4·3·2　气随液脱　气随液脱,主要指津液丢失太过,气失其依附而随津液之外泄暴脱亡失的病理状态。多由高热伤津,或大汗伤津脱液,或严重吐泻耗伤津液等所致。《伤寒论·阳明病篇》说"发汗多,若重发汗者,亡其阳",此即汗出过多津液外泄,阳气随之亡失的病理变化。又如《景岳全书·泄泻》说:"若关门不固,则气随泻去,气去则阳衰。"《金匮要略心典·痰饮篇》亦指出:"吐下之余,定无完气。"此即说明频繁而大量的呕吐、泄泻,亦可使正气随津液的耗伤而脱失。

7·4·3·3　津枯血燥　津枯血燥,主要指津液亏乏枯竭,导致血燥虚热内生或血燥生风的病理状态。津液是血液的重要组成部分,津血又同源于后天的水谷精微,若因高热伤津,或烧伤引起津液损耗,或因失血脱液,或阴虚痨热津液暗耗,会导致津枯血燥,表现为心烦、鼻咽干燥,或五心烦热,肌肉消瘦,皮肤干燥,或肌肤甲错并有皮肤瘙痒或落皮屑等临床表现。

7·4·3·4　津亏血瘀　津亏血瘀,主要指津液耗损导致血行郁滞不畅的病理状态。多由高热、烧伤,或吐泻、大汗出等因素所致。津液大量亏耗,则血容量减少,血液循环滞涩不畅,从而可发生血瘀之病变。在原有津液不足的基础上,出现舌质紫绛,或有瘀点、瘀斑,或见斑疹显露等临床表现。故周学海《读医随笔·卷三》说:"夫血犹舟也,津液水也。""津液为火灼竭,则血行愈滞。"此即说明了热灼津亏导致血瘀的病理过程。

7·5　内生"五邪"

内生"五邪",是指在疾病的发展过程中,由于气血津液和脏腑等生理功能的异常,而产生的类似风、寒、湿、燥、火六淫外邪致病的病理现象。由于病起于内,故分别称为"内风"、"内寒"、"内湿"、"内燥"和"内火"等,统称为内生"五邪"。因此,所谓内生"五邪"并不是致病因素,而是由于气血津液、脏腑等生理功能失调所引起的综合性病机变化。

7·5·1 风气内动

风气内动,即是"内风"。由于"内风"与肝的关系较为密切,故又称肝风内动或肝风。凡在疾病发展过程中,因为阳盛,或阴虚不能制阳,阳升无制,出现动摇、眩晕、抽搐、震颤等病理反映,即是风气内动的具体表现。《素问·至真要大论》说:"诸暴强直,皆属于风。""诸风掉眩,皆属于肝。"即指明了这些临床表现,不仅与风邪为病同类,而且亦指出了与肝相关。

风气内动,是体内阳气亢逆变动而形成的一种病理状态。《临证指南》指出:"内风乃身中阳气之变动。"体内阳气之变有多种原因,主要有肝阳化风、热极生风、阴虚风动、血虚生风等。

7·5·1·1 肝阳化风   肝阳化风,多由于情志所伤,操劳过度,耗伤肝肾之阴,以致阴虚阳亢,水不涵木,浮阳不替,久之则阳愈浮而阴愈亏,终至阴不制阳,肝之阳气升而无制,便亢而化风,形成风气内动。轻则可见筋惕肉瞤,肢麻震颤,眩晕欲仆,或为口眼㖞斜,或为半身不遂。甚则血随气逆而发猝然仆倒,或为闭厥,或为脱厥。

7·5·1·2 热极生风   热极生风,又称热甚动风。多见于热性病的极期,由于邪热炽盛,煎灼津液,伤及营血,燔灼肝经,使其筋脉失其濡养,阳热亢盛则化而为风,出现痉厥、抽搐、鼻翼煽动、目睛上吊等临床表现,并伴有高热、神昏、谵语等症。

7·5·1·3 阴虚风动   阴虚风动,多见于热病后期,阴津亏损,或由于久病耗伤,阴液大亏所致。主要病机是阴液枯竭,无以濡养筋脉,筋脉失养,则变生内风。此属虚风内动。临床可见筋挛肉瞤,手足蠕动。阴虚风动在病机和临床表现等方面与肝阳化风、热极生风是有区别的。

7·5·1·4 血虚生风   血虚生风,多由于生血不足或失血过多,或久病耗伤营血、肝血不足,筋脉失养,或血不荣络,则虚风内动。临床可见肢体麻木不仁,筋肉跳动,甚则手足拘挛不伸。

此外,尚有血燥生风,此多由久病耗血,或年老精亏血少,或长期营养缺乏生血不足,或瘀血内结,新血生化障碍所致。其病机是津枯血少,失润化燥,肌肤失于濡养,经脉气血失于和调,于是血燥动而生风。临床可见皮肤干燥或肌肤甲错,并有皮肤瘙痒或落屑等。

7·5·2 寒从中生

寒从中生,又称"内寒",是指机体阳气虚衰,温煦气化功能减退,虚寒内生,或阴寒之邪弥漫的病理状态。其病机有如下几方面:

阳虚则阴盛,阴盛则内寒,从而表现为阳热不足,温煦失职,虚寒内生;或血脉收缩、血行减慢等"收引"症状。如面色苍白,形寒肢冷,或筋脉拘挛,肢节痹痛等。《素问·举痛论》说"寒则气收",这主要与脾肾阳虚不足有关。脾为后天之本,为气血生化之源,脾阳能达于肌肉四肢。肾阳为人身阳气之根,能温煦全身脏腑组织。故脾肾阳气虚衰,则温煦失职,最易表现虚寒之象,而尤以肾阳虚衰为关键。《素问·至真要大论》说:"诸寒收引,皆属于肾。"

阳气虚衰,则气化功能减退或失司,阳不化阴,代谢活动障碍或减退,从而导致阴寒性病理产物的积聚或停滞。如水湿、痰饮之类。故《素问·至真要大论》说:"诸病水液,澄澈清冷,皆属于寒。"临床多见尿频清长,涕唾痰涎稀薄清冷,或大便泄泻,或水肿等,此多由阳气不足,蒸化无权,津液不能化气所致。

阳虚阴盛之寒从中生,与外感寒邪或恣食生冷所引起的寒证,即"内寒"与"外寒"之间,不仅有所区别,而且还有联系。其区别是:"内寒"的临床特点主要是虚而有寒,以虚为主;

"外寒"的临床特点则主要是以寒为主,或许亦可因寒邪伤阳而兼虚象,但仍以寒为主。二者之间的主要联系是寒邪侵犯人体,必然会损伤机体阳气,而最终导致阳虚;而阳气素虚之体,则又因抗御外邪能力低下,易感寒邪而致病。

7·5·3　湿浊内生

湿浊内生,又称"内湿",是指由于脾的运化功能(动化水谷和水湿)和输布津液的功能障碍,从而引起水湿痰浊蓄积停滞的病理状态。由于内生之湿多因脾虚,故又称之为脾虚生湿。

内湿的产生,多因素体肥胖,痰湿过盛;或因恣食生冷,过食肥甘,内伤脾胃,致使脾失健运不能为胃行其津液,津液的输布发生障碍所致。于是水液不化,聚而成湿,停而为痰,留而为饮,积而成水。因此,脾的运化失职是湿浊内生的关键。故《素问·至真要大论》说:"诸湿肿满,皆属于脾。"

脾主运化有赖于肾阳的温煦和气化。因此,内湿不仅是脾阳虚津液不化而形成的病理产物,且与肾有密切关系。肾主水液,肾阳为诸阳之本,故在肾阳虚衰时,亦必然影响及脾之运化而导致湿浊内生。反之,由于湿为阴邪,湿胜则可损伤阳气,因之湿浊内困,久之必损及脾阳肾阳,而致阳虚湿盛之证。

湿性重浊黏滞,多阻遏气机,故其临床表现常可随湿邪阻滞部位的不同而各异。如湿邪留滞经脉之间,则症见头闷重如裹,肢体重着或屈伸不利,故《素问·至真要大论》说:"诸痉项强,皆属于湿。"湿犯上焦,则胸闷咳嗽;湿阻中焦,则脘腹胀满,食欲不振,口腻或口甜,舌苔厚腻;湿滞下焦,则腹胀便溏,小便不利;水湿泛溢于皮肤肌腠,则发为水肿。故《素问·六元正纪大论》说:"湿胜则濡泄,甚则水闭胕肿。"湿浊虽可阻滞于机体上、中、下三焦的任何部位,但以湿阻中焦脾胃为主,因此脾虚湿困常是必见之证。

此外,外感湿邪与内生湿浊,在其形成方面虽然有所区别,但二者亦常相互影响。湿邪外袭每易伤脾,脾失健运则滋生内湿。故临床所见,脾失健运,内湿素盛之体,亦每易外感湿邪而发病。

7·5·4　津伤化燥

津伤化燥,又称"内燥"。是指机体津液不足,人体各组织器官和孔窍失其濡润,而出现干燥枯涩的病理状态。因久病伤阴耗液,或大汗、大吐、大下,或亡血失精导致阴亏液少,以及某些热性病过程中的热邪伤阴或湿邪化燥等所致。由于津液亏少,不足以内溉脏腑,外润腠理孔窍,从而燥热便由内而生,故临床多见干燥不润等病变。所以《素问·阴阳应象大论》说:"燥胜则干。"

一般来说,阴津亏损,可产生内燥。而实热伤津亦可导致燥热内生。内燥病变可发生于各脏腑组织,以肺、胃及大肠为多见。内燥病变,临床多见津液枯涸的阴虚内热之证,如:肌肤干燥不泽,起皮脱屑,甚则皲裂,口燥咽干唇焦,舌上无津,甚或光红龟裂,鼻干目涩,爪甲脆折,大便燥结,小便短赤等燥热之象。如以肺燥为主,还兼见干咳无痰,甚则咯血;以胃燥为主时,则胃阴虚,可伴见舌光红无苔;若系肠燥,则兼见便秘等症。故刘河间《素问·玄机原病式》说:"诸涩枯涸,干劲皲揭,皆属于燥。"

7·5·5　火热内生

火热内生,又称"内火"或"内热"。是指由于阳盛有余,或阴虚阳亢,或由于气血的郁滞,或由于病邪的郁结,而产生的火热内扰,功能亢奋的病理状态。

火与热同类,均属于阳,故有"火为热之极,热为火之渐"之说。因此,火与热在病机与临

床表现上基本是一致的,唯在程度上有所差别。但是,火热内生却有虚实之分,其病机主要有如下几方面:

阳气过盛化火:人身之阳气在正常的情况下,本有养神柔筋,温煦脏腑组织之作用,中医学称之为"少火"。但是在病理情况下,若阳气过亢,功能亢奋,必然使物质的消耗增加,以致伤阴耗液。此种病理性的阳气过亢则称为"壮火",中医学又称为"气有余便是火"。

邪郁化火:邪郁化火包括两方面的内容:一是外感六淫风、寒、燥、湿等病邪,在病理过程中,皆能郁滞从阳而化热化火,如寒郁化热、湿郁化火等。二是体内的病理性代谢产物(如痰、瘀血等)和食积、虫积等,均能郁而化火。邪郁化火的主要机理,实质上也是由于这些因素导致机体阳气的郁滞,气郁则生热化火,实热内结所致。

五志过极化火:又称为"五志之火"。多指由于精神情志的刺激,影响了机体阴阳、气血和脏腑生理的平衡,造成气机郁结,气郁久则从阳而化热,因之火热内生。如情志内伤,抑郁不畅,则常能导致肝郁气滞气郁化火,发为"肝火"。

阴虚火旺:此属虚火。多由于精亏血少,阴液大伤,阴虚阳亢,则虚热虚火内生。一般来说,阴虚内热多见全身性的虚热征象。而阴虚火旺,其临床所见火热征象则往往较集中于机体的某一部位。如:阴虚而引起的牙痛、咽痛、口干唇燥、骨蒸、升火颧红等,均为虚火上炎所致。

此外,还有脏腑之火,多由于脏腑阴阳失调所致,详见于脏腑病机,本节从略。

7·6　经络病机

经络,是人体脏腑与体表肌肤、四肢、五官九窍相互联系的通道,具有运行气血,沟通机体表里上下内外,调节各脏腑组织生理功能等作用。经络病机,即是指致病因素直接或间接作用于经络系统而引起的病理变化,主要有经络的气血偏盛偏衰、经络的气血运行逆乱、经络的气血运行阻滞、经络的气血衰竭等方面。

7·6·1　经络的气血偏盛偏衰

经络的气血偏盛,可引起与其络属的脏腑、组织、器官的功能过亢,破坏各经络、脏腑生理功能的协调平衡而发病。经络的气血偏衰,则能引起与其络属的脏腑组织器官的生理功能减退而发病。正如《灵枢·经脉》在论述足阳明胃经的经气虚实时所说:"气盛则身以前皆热,其有余于胃,则消谷善饥,溺色黄。气不足,则身以前皆寒栗,胃中寒则胀满。"又说:"足阳明之别……实则狂巅,虚则足不收,胫枯。"此即足阳明胃经的经气或虚或实所引起的病变。因此,经络的气血盛衰,可直接影响着与其相络属脏腑的气血盛衰。

7·6·2　经络的气血逆乱

经络的气血逆乱,主要是由于经气的升降逆乱,从而影响及气血的正常运行,导致气血的上逆或陷下而致病;反之,气血的运行失常,亦必然导致经气的逆乱,二者常互为因果。

经络的气血逆乱,多引起人体阴阳之气不相顺接,而发为厥逆。如《素问·厥论》说:"巨阳之厥,则肿首头重,足不能行,发为眴仆。"厥,即经气逆乱,阴阳之气不相顺接而厥逆。由于足太阳膀胱经脉起于目内眦,上额交巅入络脑,故足太阳经的经气逆乱,则气血循经上涌而致头重肿胀。足太阳经其下行之脉合腘中,贯腨内,其经气逆上则下虚,故足不能行走,甚则发为眩晕跌仆,昏不知人。

经络的气血逆乱,又可导致与其络属的脏腑生理功能紊乱。如《灵枢·经脉》在论述足太阴之别的功能逆乱时说"厥气上逆则霍乱",即是说足太阴经的经气逆乱,可以导致脾胃功能的紊乱,以致清气不升,下为泄泻,浊气不降,上逆为呕,清浊混淆,发为霍乱吐泻。

另外,经气的逆乱,又是导致出血的原因之一。如气火上逆所致的咯血、吐血、衄血,实质上也与经气上逆有关,如肝火犯肺所致的咯血,实际上即是通过肝经的火热引发经气逆乱,上犯于肺所致。阳明热盛时的鼻衄,也是阳明经的经气逆乱所致。

7·6·3　经络的气血运行不畅

经络的气血运行不畅,是由于经气不利,影响及气血的运行。常可累及所络属之脏腑以及经络循行部位的生理功能。例如:表证常有遍身肌肉酸痛的症状,就是由于外邪束表,机体浅表经络的经气不畅所致;足厥阴肝经的经气不利,常是形成胁痛、瘿瘤、梅核气、乳房结块等的主要原因。

此外,经气不利,经络的气血运行不畅,又是某一经络气滞、血瘀的主要成因。故《难经·二十二难》说:"经言是动者,气也;所生病者,血也。""气留而不行者,为气先病也;血壅而不濡者,为血后病也。故先为是动,后所生病也。"这就是说,在经络病变中,最早出现的是经气不利,气血运行不畅,然后才会导致血瘀等病变。

7·6·4　经络的气血衰竭

经络的气血衰竭,是指由于经气的衰败而至终绝,气血也随之衰竭而出现的生命临终现象。由于各经循行部位不同,所属脏腑的功能各异,故各经的气血衰竭时所出现的证候亦各有特点。如《素问·诊要经终论》说:"太阳之脉,其终也戴眼反折瘛疭,其色白,绝汗乃出,出则死矣。少阳终者,耳聋百节皆纵,目睘绝系,绝系一日半死,其死也色先青白,乃死矣。阳明终者,口目动作,善惊妄言,色黄,其上下经盛,不仁,则终矣。少阴终者,面黑齿长而垢,腹胀闭,上下不通而终矣。太阴终者,腹胀闭不得息,善噫善呕,呕则逆,逆则面赤,不逆则上下不通,不通则面黑皮毛焦而终矣。厥阴终者,中热嗌干,善溺心烦,甚则舌卷卵上缩而终矣。此十二经之所败也。"由于十二经脉之经气是相互衔接的,所以,一经气绝,十二经之气亦随之而绝。临床上通过观察经络气血衰竭的表现,即可判断病变的发展和预后。

7·7　脏腑病机

脏腑病机,是指疾病在其发生、发展过程中,脏腑的正常生理功能产生失调的内在机理。任何疾病的发生,无论是外感还是内伤,都势必造成脏腑生理功能的紊乱和脏腑阴阳、气血的失调。因此,脏腑失调的病机,在病机理论中占有极其重要的地位,是辨证论治的主要理论依据。

脏腑失调的病机学说,首见于《素问·至真要大论》病机十九条,即"诸风掉眩,皆属于肝;诸寒收引,皆属于肾;诸气膹郁,皆属于肺;诸湿肿满,皆属于脾;诸痛痒疮,皆属于心"。以及按照五行学说的生克乘侮规律来阐释脏腑疾病传变的"顺"或"逆"。张仲景以此理论为依据,具体应用于防治脏腑疾病的传变,在《金匮要略》中提出了"见肝之病,知肝传脾,当先实脾"的论点,为脏腑失调的病机理论奠定了基础。

脏腑失调的病机,主要表现在两个方面:一是各脏腑生理功能的太过或不及,以及各生理功能之间的失调;二是脏腑本身的阴阳、气血失调。前者在第二章藏象学说中已有所论及,故不复赘;后者,则是本节论述的主要内容。

7·7·1　五脏的阴阳、气血失调

五脏的阴阳、气血,是全身阴阳、气血的重要组成部分。各脏的阴阳和气血之间的关系

是,气属于阳,血属于阴。气和阳,均有温煦和推动脏腑生理活动的作用,故阳与气合称为"阳气";血和阴,均有濡养和宁静脏腑组织及精神情志的作用,故阴与血合称为"阴血"。但是,从阴阳、气血和各脏生理活动的关系来说,则阳和气,阴和血又不能完全等同。一般说来,脏腑的阴阳,代表着各脏生理活动的功能状态,是兴奋还是抑制,是上升或发散还是下降或闭藏。脏腑的气血,是各脏腑生理活动的物质基础。气不仅具有推动和温煦各脏生理活动的作用,同时还具有重要的固摄作用。

各脏之阴阳,皆以肾阴肾阳为根本,因此,各脏的阴阳失调,久必及肾;各脏之气血,又均化生于水谷精微,因此,各脏的气血虚亏,又与脾胃气血生化之源的关系极为密切。所以说,各脏的阴阳失调和气血之失调,并不完全相同,尚存在一定的差异。

还须指出,由于各脏的生理功能各有其特点,故在发生阴阳或气血失调的病变时,各脏亦不尽相同,而各有所侧重。兹将各脏阴阳、气血失调的主要病机,阐述如下:

7·7·1·1　心的阴阳、气血失调　心在脏腑中是一个重要的内脏,有"君主之官"之称。心的主要生理功能是主血脉和主神志,这是心阴、心阳和心气、心血协同作用的结果。因此,心的任何病变,均可见心脉的运行异常和精神情志改变等病理表现,这些病理表现的出现,均是心之阴或阳、气或血的失调所致,因此,心的阴阳、气血失调,乃是心脏病变的内在基础。

由于阴和阳、气和血对于心主血脉和心主神志等生理功能的作用不同,因而心的阴阳、气血失调等不同病机,即可出现不同的病理表现。

(1) 心阳、心气的失调　心阳、心气的失调,主要表现为心脏的阳气偏盛和心脏的阳气偏衰两方面。分述如下:

心的阳气偏盛　心脏的阳气偏盛,即是心火。由于邪热、痰火内郁而致者,多为实;由于劳心过度,耗伤心阴心血,而致心的阳气相对亢盛者,则多为虚;由于情志所伤,五志化火而致者,亦多属实。但心的虚火和实火之间,常可转化,实火可耗伤阴血,而致阴虚火旺;虚火亦挟杂痰热、邪热。虚火和实火的成因虽然有所不同,其病理表现也各异,但对于心主神志和心主血脉生理功能的影响,还是比较近似的。

心脏的阳气亢盛(绝对的或相对的)对其生理功能的主要影响是:

躁扰心神:阳气主动、主升。心阳亢盛,则神明被扰而躁动不安,从而使情志过于兴奋,而难以抑制,可见心悸、心烦、失眠、多梦、言语过多,甚则狂言昏乱等病理表现。

血热而脉流薄疾:阳盛则热,气有余便是火。阳气亢盛则血热而脉流薄疾,这是阳盛扰乱心主血脉生理功能的主要病机。可见心悸、脉数、舌质红绛起刺等症;甚则可以导致血热妄行,而见各种出血等病理表现。

心火上炎与下移:火性炎上,心开窍于舌,心火循经上炎,可出现口舌糜烂,舌尖碎痛,口鼻干燥等病理表现。心与小肠相为表里,心火下移,即是沿经脉而下移至小肠,可见小便黄赤、灼热疼痛等病理表现。

心的阳气偏衰　心脏的阳气偏衰,即是心脏的气虚和阳虚,多由慢性疾病的持续损耗,逐步发展而成。常见者如宗气不足,贯心脉而行气血的功能减退;肾阳虚衰,水气凌心;脾虚气弱,痰浊内生,郁阻心脉,以及血瘀气滞等,均能累及于心,而致心脏的阳气偏衰。心脏的阳气虚损,还可在某些急性病的危重阶段出现,多因邪气炽盛,正不敌邪,阳气暴脱所致。

心脏阳气虚衰,有心气虚和心阳虚之分,但二者有许多共同之处,故常合并阐述。其对心主神志和心主血脉生理功能的影响,主要有:

心神不足：多由于心主神志的生理功能失去阳气的鼓动和振奋，以致精神、意识和思维活动减弱，易抑制而不易兴奋。临床可见精神疲乏萎顿，神思衰弱，反应迟钝，迷蒙多睡，懒言声低等病理表现。

血脉寒滞：血得温则行，得寒则凝。心之阳气不足，心主血脉的功能减退，寒从中生，血行不畅而致血瘀，甚则凝聚而阻遏心脉，形成心血瘀阻病证。可见形寒肢冷，面色㿠白或晦滞青紫，心悸怔忡，胸口憋闷、刺痛，自汗，甚则大汗淋漓而亡阳虚脱，脉涩无力，或迟，或数，或结代等。

此外，心脏阳气虚衰亦常与肺肾病变相互影响。如心脏阳气虚，可由肺气不足所致；而心脏的阳气虚损，亦能影响肺气而使呼吸失常，故在心脏阳气不足时，则常同时伴有咳逆上气，甚则端坐呼吸而不得平卧等症，这是由于宗气不足，司呼吸功能减退或失调所致。肾阳是心阳之本，心肾阳虚常能互相影响而同时并见，故在肾阳虚水泛凌心时，可导致心阳虚；而心阳虚时亦能损及肾阳，从而出现尿少、水肿等病症。

（2）心阴、心血的失调　心阴、心血的失调，主要表现为心阴不足、心血亏损和心血瘀阻等方面。分述如下：

心阴不足　心阴不足，即心阴虚。多由劳心过度，久病失养，耗伤心阴，或情志内伤，心阴暗耗；或心肝火旺，灼伤心阴等所致。心阴虚则阴不制阳，心阳偏亢，阴虚阳盛，则虚火内生，而见五心烦热；由于阴的宁静作用不能收敛阳气的浮动，影响心主神志，可见神志不宁，或虚烦不得眠。影响于心主血脉的功能，则可见脉细数，舌质红。营阴不能内守，津随阳泄，则见盗汗等病理表现。

心血亏损　心血亏损，多由于失血，或血液生化不足，或情志内伤，耗损心血等所致。心血不足，则血脉空虚而心无所主，可见脉细无力；血虚不能滋养心神，则神识衰弱，可见神思难以集中专一，甚则神思恍惚；血虚不能涵敛心阳，阳不入阴，则神不守舍，而见失眠多梦；血虚，心失所养，则心悸不安，甚则惊恐；血虚不能上荣于面，可见面色苍白无华，舌色不荣等病理表现。

心血瘀阻　心血瘀阻，又称心脉痹阻，是指血液运行不利，痹阻心脉的病变。阳气不足，血脉寒滞，可导致心血瘀阻；痰浊凝聚，血脉郁阻不畅，亦可导致心血瘀阻；劳倦感寒，或情志刺激常可诱发或加重。阳气虚损，则无以温运血脉，故血液运行滞涩而不畅。瘀血痹阻于心脉，心脉气血运行不畅，故心胸憋闷、疼痛等。若心脉为瘀血所阻，气血凝滞而不通，则可见心悸怔忡，惊恐万状，心前区暴痛，甚则肢冷、脉伏不出、汗出而脱厥等。

【附】心病常见症状及其发生机理

心病常见症状有：心悸怔忡、心烦、失眠多梦、健忘、喜笑不休、谵语发狂或痴呆、表情淡漠、昏迷、心前区憋闷疼痛、面色爪甲紫暗，或面色苍白无华、脉结代，或细数，或散大数疾，或虚大无力，或迟涩等。其发生机理分析如下：

心悸、怔忡：为自觉明显地心跳及恐慌感。多因心阴心血亏损，血不养心，心无所主，心动不安；或因心气心阳虚损，血液运行无力，勉力搏动；或因痰瘀阻滞心脉，气血运行不畅，心动失常所致。

心烦：为患者自觉心中烦躁之感。多由心火炽盛，心神被扰；或心阴不足，虚火扰动，心神不安，躁扰不宁所致。

失眠、多梦：为不能入睡，或入睡后梦幻纷纭。多由心阳偏亢，阳不入阴，心神不能内舍所致。有虚实之不同，实则为邪热、痰火，扰动心神，神不安藏；虚则为心阴心血亏损，阴不敛阳，血不养心，心神浮越而不收。

健忘：为记忆力衰退。多由心的气血虚亏，或脾气不足，肾精不充，心神失养所致。

喜笑不休、谵语、发狂：此皆由心火亢盛，或痰火上扰，或邪热内陷心包，神识昏乱所致。

痴呆：即表情淡漠，对周围事物反应迟钝。多由痰浊蒙蔽心包，心神内伏不得外扬所致。

昏迷：即神识不清，不省人事。由于邪盛正衰，阳气暴脱，心神涣散；或因邪热入心，痰浊蒙蔽心包所致。气机逆乱至极，气火上逆所致的气厥，因心神被暂时阻遏也可出现昏迷。

心前区憋闷疼痛：胸阳不振，气机郁滞，或为血瘀痹阻心之脉络，气血运行不利，甚则不通所致。

面唇爪甲紫暗：心阳虚损，寒滞血脉，血行瘀阻不畅所致。

面色苍白无华：因心的气血不足，不能上荣于面所致。

脉象结代，或细数，或散大数疾，或虚大无力，或迟涩：多属于心主血脉功能障碍在脉象形态上的反映。心的阳气虚损，脉气来去不匀，血液运行节律失调，故脉见结、代；心阴心血不足，阴不敛阳，心阳偏亢，血行加速，则两脉虚细而数；阴寒内聚，心的阳气虚衰，阳不配阴，阴盛拒阳于外，虚阳外浮，心气扰动不安，故脉象散大数疾；心血虚亏，血液充盈不足而空虚，则可见脉虚大无力；瘀血痹阻，脉道不通，血行滞涩不畅，或心阳虚损，寒滞心脉，则血行受碍，脉见迟或涩。

7·7·1·2　肺的阴阳、气血失调　肺是体内外气体交换的场所，它的主要生理功能是主气而司呼吸，主宣发肃降，通调水道，朝百脉以助心之行血。因此，肺的阴阳、气血失调，均可出现呼吸的异常、气的生成和水液代谢的障碍等病理表现，同时亦可影响及心主血脉的生理功能，而导致血液的运行失调。

但是，肺在病理上有其一定的特殊性，如肺阳的升散作用，概括于肺气的宣发功能，肺的阳气不足，即指肺气虚，而不再单论肺阳虚。肺具有朝百脉之功能，百脉之血，均朝会于肺，故肺之血虚极为罕见，多论及肺阴不足，而少涉及于血。所以，肺的阴阳、气血失调，主要侧重于肺气和肺阴失调两个方面。兹分述于后：

（1）肺气的失调　由于肺主一身之气而司呼吸，肺气的宣发和肃降又调节着全身的气机和水液代谢，因此，肺气的失调，主要表现在肺气宣发肃降失常及肺气虚损两方面。

肺气宣发肃降失常　肺气的宣发和肃降，是肺气升降出入运动的两个方面，二者虽有区别，但常互为影响。肺气宣发和肃降失常，多由外邪袭表、犯肺，或因痰浊内阻肺络，或因肝升太过，气火上逆犯肺所致；也可由于肺气不足，或肺阴虚等因素所形成。

肺气失于宣发，又称肺气不宣。肺气不宣则肺主呼吸的生理功能受影响，造成气机不利，呼吸不畅，而见鼻塞、多嚏、喉痒而咳等症，也可致卫气郁滞，腠理闭塞而无汗。如肺气不足，宣发无力，则卫表不固，而见自汗，易感冒；肺阴虚亏，则阴不敛阳，津随阳泄，而见盗汗等症。

肺气失于肃降，又称肺失清肃。肺失清肃是指肺气下降和清洁呼吸道的功能减退，可见咳逆上气，痰多喘满等症。

肺气失宣或肺失清肃，均可导致肺气上逆，肺气上逆则咳逆、气喘；肺的通调水道功能失职，出现尿少、水肿等症。其进一步发展，亦均能损耗肺气和肺阴，而导致肺气虚损或肺阴不足。

肺气虚损　肺气虚损，多因肺失宣肃，日久不复，发展而成；因久病气虚，或劳伤过度耗损肺气所致。肺气不足，则呼吸功能减退，体内外气体交换出入不足，可出现呼吸气短等症。影响津液的输布代谢，则聚痰成饮，甚至产生水肿。或肺气虚损可导致卫阳虚弱，腠理疏松而不固，卫外功能减退，而致表虚自汗。

（2）肺阴的失调　肺阴失调,是指肺脏的阴津亏损和阴虚火旺。多由于燥热之邪灼肺,或痰火内郁伤肺,或五志过极化火灼肺,以及久咳耗伤肺阴所致。肺燥失润,气机升降失司,或阴虚而内热自生,虚火灼伤肺络而出血,可出现一系列干燥失润及虚热见症,如干咳无痰或痰少而粘,气短、潮热盗汗,颧红升火,五心烦热,甚则痰中带血等。肺脏阴虚津亏久延不复,常可损及于肾,而致肺肾阴虚。

【附】肺病常见症状及其发生机理

肺病的常见症状有:咳嗽、气短、哮、喘、胸闷疼痛、咯痰、声哑失音、咳血、痰中带血、自汗等。其病机分析如下:

咳嗽:为肺功能失常最常见的症状之一。多由于肺失宣降、肺气上逆所致。

气短:为自觉呼吸不足,稍事操劳则感困难。多由肺气不足,呼吸功能有所衰减,少气不足以息所致。

哮:为喉中痰鸣如水鸡声。由于痰气交阻,气机升降出纳失常,肺系气道鸣息不畅所致。

喘:即喘促,为呼吸短促而难。主要是肺的气机壅滞,或肾不纳气,以致呼吸短浅所致。

胸闷疼痛:多由肺气郁阻,或肺虚宣发无力所致。气滞或瘀血,常阻滞肺络,而发作胸闷疼痛。

咯痰:肺气宣肃失职,津液输布障碍,聚而成痰;或因脾虚生湿,痰浊内聚上泛所致。

声哑失音:由外邪犯肺,肺气失宣,声道不利而致声哑失音者,称之为"金实不鸣";由肺虚阴津不足,声道失其滋润而致声哑失音者,则称之为"金破不鸣。"

咳血、痰中带血:多由于肺内蕴热,痰热化火,或肝火犯肺,灼伤肺络所致。

自汗:动则汗出,谓之自汗。由肺气虚损,卫表不固,腠理疏松,津液外泄所致。

7·7·1·3　脾的阴阳、气血失调　脾的主要生理功能是主运化、升清,主统血。脾的运化功能,是以脾的阳气为主,故脾的运化功能障碍,也主要是由于脾的阳气虚损,失于升清,失于运化所致。而脾的阴血不足,对于运化功能的影响,则远逊于脾的阳气。此即是脾阴阳失调病机的特点。脾的统血功能,实际上是脾的阳气固摄作用的体现。因此本节主要阐述脾之阳气失调。

（1）脾阳、脾气的失调　脾的阳气失调,多为脾的阳气虚损、健运无权,气血生化无源,或为水湿内生,损及肾阳,而致脾肾阳虚;脾之阳气不足,升举无力,中气下陷,而致内陷下脱;或气虚统血无权,而致失血。故脾的阳气失调主要表现在脾气虚损、脾阳虚衰及水湿中阻等方面。兹分述如下:

脾气虚损　脾气虚,即中气不足。多由饮食所伤、脾失健运,或因禀赋素虚,或久病耗伤,或劳倦过度损伤所致。脾气虚弱则运化无权,可见纳食不化,口淡无味;脾之升清作用减弱,影响胃的降浊,而致升清降浊失司,上可见头目眩晕,中可见脘腹胀闷,下可见便溏泄泻等病理表现;脾失健运,水谷精微不足,生化气血无源,导致全身性的气血不足;脾气虚则统摄血液无权,脾不统血而失血;脾气虚,升举无力,甚至下陷,则中气下陷,可见久泄脱肛、内脏下垂等病理表现。

脾阳虚衰　脾阳虚衰,多由脾气虚损发展而来,亦可由于命门火衰,脾失温煦所致。脾阳虚则寒从中生,可见脘腹冷痛,下利清谷,五更泄泻等虚寒征象。脾阳虚,则温化水湿无权,水湿内聚,或生痰成饮,或水泛肌肤为肿。

水湿中阻　水湿中阻,是由于脾的阳气不足,运化无权,水谷不化精微,或津液代谢障碍,气化失司,水湿停滞于内所致。脾虚湿滞,或成痰饮,或为水肿。

由于脾阳虚,运化水湿能力下降,又易于感受外湿,内外合邪,交阻中焦,形成虚实挟杂之证。水湿中阻，从寒化更伤脾阳，以致湿盛而阳微；从热化而酿成湿热。中焦湿热，熏蒸肝胆，胆热液泄，可见面目俱黄之黄疸。

（2）脾阴的失调　脾阴失调，是指脾的气阴两虚，多由于脾气虚，不能运化津液，津液亏乏而形成。脾气虚，脾失健运可见腹胀、便溏、纳食不化等。津液不足可见口舌干燥，舌红少苔等症。脾阴不足，则胃阴亦虚，胃失脾助，和降失职，其气上逆，又可见干呕、呃逆之症。

【附】脾病常见症状及其发生机理

脾病的常见症状有：腹满作胀或疼痛、食少便溏、黄疸、肢倦乏力，或见脱肛、阴挺（子宫脱垂）等内脏下垂、便血、崩漏、紫癜等。其病机分析如下：

腹满作胀或疼痛：多由于脾气健运失职，清气上升，浊气不降，脘腹气滞所致。如因脾不升清，运化受碍，则湿滞或食积不化；若脾虚温运无力，则寒从中生，可使气机阻滞不通，故发胀满，甚则疼痛。

食少、便溏：多由脾虚运化无力，不能升清所致。脾不升清则运化无权，胃纳受阻而食少；脾虚则运化失调，水谷不化，致使小肠清浊不分，混杂而下，并走大肠则便溏，甚则泄泻而完谷不化。

黄疸：为眼白、皮肤黄染。多由脾运不健，湿浊中阻，熏蒸肝胆，胆热液泄，泛溢于肌肤所致。

肢倦乏力：多由脾的阳气不足，或脾为湿困，不能正常转输水谷精微以营养肌肉四肢所致。湿性重滞，脾为湿困，则可见周身乏力而肢体困重。

脱肛、阴挺等内脏下垂：多因脾虚，中气下陷，脏腑维系无力，不能升举，因而下垂。

便血、崩漏、紫癜：多因脾气虚，不能统血，血不循经而外逸。如血内溢，则为便血或尿血；血溢于肌腠皮下，则发紫癜；气虚下陷，冲任不固，则发为崩漏。

7·7·1·4　肝的阴阳、气血失调　肝的主要生理功能是主疏泄和藏血。肝的生理特点是主动、主升而为刚脏。肝气、肝阳常为有余；肝阴、肝血常为不足，这是肝的阴阳、气血失调的病机特点。兹分述如下：

（1）肝气、肝阳的失调　肝气、肝阳的失调，以肝气、肝阳的亢盛有余为多见，而少见肝的气虚和阳虚。肝阳上亢，多为肝阴不足，阴不制阳，肝阳相对亢盛所致，此内容放在肝阴、肝血失调之中阐述。因此，肝气、肝阳失调的病机，主要表现在肝气郁结和肝火上炎等方面。

肝气郁结　肝气郁结，多因精神刺激，情志抑郁不畅，肝失疏泄，导致气机郁滞，在气机郁滞的部位，可出现胀满疼痛等症；若痰气或气血互结，在其结滞的局部出现肿块；如气滞于肝，则两胁胀满或右胁疼痛；肝气阻滞，或痰气，或气血互结于肝之经络，则上可发为瘿瘤、梅核气；中可发为两乳胀痛或结块；下可发为少腹疼痛，或牵引睾丸坠胀，以及女子痛经，甚则经闭等。另外，肝气郁结，横逆犯胃，则胃气上逆，而发嗳气吞酸，甚则脘痛；横逆犯脾，则痛泻交作。

肝火上炎　肝火上炎，多因肝郁气滞、郁而化火，而致肝火上冲；或因暴怒伤肝，肝气暴张，引发肝火上升；或因情志所伤，五志过极化火，心火亢盛，引动肝火所致。肝火上炎，为肝之阳气升发太过，故可见头胀头痛，面红目赤，急躁易怒，耳暴鸣或暴聋等病理表现。肝的阳气升动太过，郁火内灼，极易耗伤阴血，而致阴虚火旺；肝火灼伤肺胃脉络，则易出现咯血、吐血、衄血；气火上逆之极，则血菀于上，发为薄厥。

（2）肝阴、肝血的失调　在肝的阴血失调病机中，均以不足为其特点。由于阴虚则阳亢，故阳气升动无制所致的肝风内动，亦多与肝之阴血不足有关。因此，本节着重于阐述肝血虚亏、肝阳上亢及肝风内动的病理机理。

肝血虚亏　肝血虚亏，多因失血过多，或久病损耗，或脾胃虚弱，化生气血的功能减退，以致肝血不足。由于肝为藏血之脏,一般说来,血虚则首先及肝,故肝血虚亏不能濡养筋脉,则肢麻不仁,关节屈伸不利;血虚不能上荣头目,则眩晕,目花,两目干涩,视物模糊不清;血虚又易化燥生风,而致虚风内动,可见皮肤瘙痒,或筋挛、肉瞤、瘈疭等病理表现。

肝阳上亢 肝阳上亢,多由肝阴不足,阴不制阳,肝之阳气升浮亢逆所致;因精神情志失调,气火上逆导致阳亢,肝阴耗伤而发展为阴虚阳亢。由于肝肾之阴相通,称为"乙癸同源",故肾阴不足,水不涵木,亦常导致肝阳上亢。肝的阳气亢逆,多见眩晕,耳鸣,面红升火,目赤目糊,情绪易于激动,脉弦而带数等上盛的病理表现;同时,由于肝肾之阴不足,故还可见腰酸、两足软弱无力等下虚的临床表现。

肝风内动 肝风内动的范围很广,如邪热炽盛,则热盛动风;肝阳升腾无制,则阳化为风;肝的阴血耗损太过,筋脉失养,虚风内动等。以肝肾阴虚,不能制约阳气,肝的阳气升动太过者为多见。可见手足震颤,抽搐,或为筋惕、肉瞤,或为手足蠕动等"风胜则动"的病理表现,甚则可见猝然昏倒,不省人事,抽搐痉厥等。

【附】肝病常见症状及其发生机理

肝病的常见症状有:眩晕、目花、巅顶痛、乳房痛、两胁痛、少腹痛、囊肿疼痛、关节不利、筋挛拘急、抽搐、四肢麻木、急躁易怒等。其病机分析如下:

眩晕:多由肝阴不足,阴虚阳亢,肝的阳气升动,上扰清空所致。

目花:即视物昏花或一时性视物黑蒙的现象。多由于肝阴肝血不足,不能上荣于目,肝目失养所致。

四肢麻木、关节不利、筋挛拘急、抽搐:多为肝的阴血不足,筋脉失养,络脉血气不和所致。

巅顶、乳房、两胁、少腹疼痛及囊肿疼痛:上述皆为肝经循行部位。若肝郁气滞,气机阻塞,或痰气交阻,或气血互结,而致经气不利,脉络不通,则可于上述部位出现胀痛或形成肿块。气郁化火,气火上逆,则可致巅顶剧痛。

急躁易怒:由于肝为刚脏,主动主升,肝的阳气升动太过,则性情急躁易怒。

7•7•1•5 肾的阴阳、气血失调 肾中精气,内寓真阴真阳,称为"先天之本"。肾的主要生理功能,是藏精和主水液。肾的阴阳气血失调,则必然影响及肾的藏精功能,或为失于闭藏,或为精气不充,皆可导致机体的生长、发育和生殖功能不良。若影响肾的主水功能,则可导致全身的水液代谢障碍,出现尿少,或水肿,或多尿、小便清长等。

肾的阴阳、气血失调,亦有其明显的特点。这是由于肾中精气是肾阴肾阳之本,肾阴肾阳又是全身阴阳之根。因此,在肾往往只言精气之不充,而无气血的失调。为了有别于肾的阴阳失调,故分别从肾的精气不足和肾的阴阳失调两个方面阐述。

(1) 肾的精气不足,以精气分阴阳,则精属于阴,气属于阳,但决不能与肾阴、肾阳等同。这是因为,肾中精气,是互生互化的,共同组成肾的生理活动的物质基础;肾精和肾气,并不存在相互制约的关系。而肾阴与肾阳,则是肾的生理活动中两类相互制约的功能活动和状态,因而与肾精、肾气有所区别。

肾的精气不足,包括肾精亏虚和肾气不固两个方面。分述如下:

肾精亏虚 肾精亏虚,多见于老年精亏或先天不足,也可因久病耗损,后天失养所致。肾精不足,在婴儿时可影响生长发育;在青年时可影响"天癸"的至,而阻碍性腺的发育成熟;在壮年时期,则可导致早衰,性功能减退,而见滑泄、阳痿等病理表现。肾精不足而致脑髓空虚时,可见智力减退,动作迟钝,两足痿弱等病理表现。

肾气不固 肾气不固,或因幼年精气未充,或因老年肾的精气衰退,或因早婚、性生活不节而耗伤肾气,或因久病肾虚失于固摄而致。肾气不固对肾的生理功能的影响,主要是肾失封藏和对二便失于固摄、肾失封藏,则肾中精气易于流失,而见遗精、滑泄等病理表现;影响肾的纳气功能,可见气浮于上,动辄气急等病理表现。对二便失于固摄,则可见大便滑脱,小便清长,或遗尿,尿有余沥,或二便失禁等病理表现。

（2）肾的阴阳失调　肾阴和肾阳,是全身阴阳之根本。肾阴,即是真阴,又称元阴,亦即是命门之水;肾阳,即是真阳,又称元阳,亦即命门之火。肾阴和肾阳,分别代表肾的生理功能活动中的寒和热、静和动、降和升、入和出等对立的状态,二者相互制约、相互协调,才能维持肾的生理功能,进行正常的活动。肾的阴阳失调,主要表现于肾阴亏虚与肾阳不足等两个方面。分述如下:

肾阴亏虚　肾阴亏虚,多由久病伤阴所致。五脏之火、五志过极化火、邪热久留化火,不仅可损耗各脏之阴,日久必耗肾阴而致肾阴亏虚。肾阴亏虚,则肾阳（命门之火）失制,相火亢盛,以至阴虚内热、阴虚火旺。也可由于失血耗液,或过服温燥壮阳之品,或房劳过度而致相火妄动,进而耗损肾阴,而致阴虚火旺。当阴虚内热和阴虚火旺时,可见形体消瘦、五心烦热、骨蒸潮热、颧红、盗汗以及舌红少苔、脉虚细而数等病理表现。

肾阳不足　肾阳不足,实际上即是命门火衰,但在临床辨证中则有程度轻重之别。肾阳不足,多由心、脾阳虚及肾,损耗肾阳所致;亦可由房劳过度,肾阳损耗所致。阳虚则阴寒内生,因而有明显的寒象。

肾阳虚损对肾的生理功能影响,主要表现在生殖功能的减退或水液代谢功能的减退,而见阳痿、精冷不育,或水肿等病理表现。阳虚火衰,无以温煦脾阳,脾肾阳虚,则运化功能失职,可见下利清谷、五更泄泻等病理表现。

【附】肾病常见症状及其发生机理

肾病临床常见症状有:阳痿、滑精、早泄、腰冷酸痛、下肢痿软、气喘、耳鸣耳聋、遗精、骨蒸潮热、健忘及水肿、小便不利、尿频、尿闭、遗尿等。其病机分析如下:

阳痿、滑精、早泄、遗精:此皆生殖功能异常的表现。肾阳虚衰,命火不足,不能鼓动而阳痿;肾气虚,失其封藏固摄之权,精关不固,则精液不交自流而滑精或早泄。遗精,多因梦而遗,多由相火妄动所致。

腰冷酸痛、下肢痿软:腰为肾之府,肾主骨。肾阳肾气虚弱,肾精不充,则不能温煦滋养腰膝;或寒湿、湿热阻滞少阴经脉,气血运行不畅,则见腰冷或酸痛,骨软无力。

气喘:肺主呼吸,肾主纳气。肾失摄纳之权,气不归元而浮于上,则见气喘。

耳鸣、耳聋:肾开窍于耳,肾生髓充脑,脑为髓海。肾阴虚,肾精亏损,髓海不充,则脑转耳鸣。虚甚则耳聋失聪。

骨蒸潮热盗汗:是因阴虚内热,迫汗外泄所致。

健忘:多由肾精不足,髓海不充,轻则记忆力减退,重则健忘。

小便不利、尿闭、水肿:多由肾阳虚损,气化失司,关门不利,水液排出不畅,则小便不利,甚则尿闭不通。水湿泛溢于肌腠,则发为水肿。

尿频、遗尿:多由肾气虚衰,封藏固摄失职,膀胱失约所致。

7·7·2　六腑的功能失调

7·7·2·1　胆的功能失调　胆的主要生理功能是贮藏和排泄胆汁,以助脾胃的运化功能。胆汁,生成于肝之余气;胆汁的分泌和排泄,受肝的疏泄功能控制调节,所以胆汁的分泌和排泄障碍与肝的疏泄功能异常密切相关。

胆汁的分泌排泄障碍,可由情志所伤,肝失疏泄直接引起;也多见于中焦湿热熏蒸,阻遏肝胆的气机所致。胆汁的排泄障碍,不但可进一步加剧肝郁气滞,阻碍脾胃运化功能的正常进行,而且还可导致胆汁外溢于肌肤,而发生黄疸。

此外,胆经郁热挟痰,痰热上扰,可影响心神,而出现心烦失眠等病理表现。

7·7·2·2　胃的功能失调　胃为"水谷之海",主受纳饮食物和腐熟水谷,而以降为和。因此,胃的功能失调,主要是受纳障碍和腐熟水谷功能的异常,以及胃失和降而致脘腹胀满疼痛,进而可导致胃气上逆,出现嗳气、呕逆等病理表现。

胃的功能失调,主要有胃气虚、胃阴虚、胃寒和胃热(胃火)四个方面。分述如下:

(1) 胃气虚　胃气虚,多因持久或反复地饮食失节,损伤胃气所致。因禀赋素虚,或久病元气不复等,也均能导致胃气虚。胃气虚,则受纳饮食物和腐熟水谷的功能减退,可出现胃纳不佳、饮食无味,甚则不思饮食等病理表现;胃失和降,可出现脘腹胀满、隐痛等病理表现,甚至胃气上逆,可出现嗳气、恶心、呕吐、呃逆等病理表现。

(2) 胃阴虚　胃阴虚,主要是指胃的阴液枯涸而引起的胃的功能失调。胃阴的枯涸,多因热病后期,邪热久留;久病不复,消烁阴液所致。胃阴虚时,胃的受纳饮食物和腐熟水谷功能已极度衰退,可见不思饮食,舌质光红而干,甚则舌如镜面等病理表现;胃失和降,可见脘腹胀满之虚痞,频频泛恶、干呕等胃气上逆的病理表现;甚则胃气衰败,可出现口糜等病理表现。

(3) 胃寒　胃寒,多因过食生冷,或过用寒凉克伐药物,损伤胃之阳气;或素体中寒,均可导致胃寒。胃寒,则腐熟水谷的功能可明显减退,多见食入不化的病理表现;胃寒,则气机不利而气滞,血行减缓而瘀滞,收引脉络而致脉络绌急,故多出现较剧烈的脘痛,痛得温而减等病理表现。

(4) 胃热(胃火)　热和火同类。胃热炽盛,郁而化火上炎,即是胃火。胃热、胃火,多由邪热犯胃;或由嗜酒、嗜食辛辣、过食膏粱厚味,助火生热;或由气滞、瘀阻、痰、湿、食积等郁结化热、化火,均能导致胃热、胃火。其他如肝胆之火,横逆犯胃,亦能引起胃热,胃火。胃热,胃火,均能引起胃的腐熟水谷功能过于亢进,而出现胃中嘈杂、消谷善饥等病理表现。热盛火炽,多消烁津液,而致燥热内结,胃失和降,可见口苦、口渴引饮、大便秘结等病理表现;甚则伤阴耗液而致胃阴虚。胃火上炎,可导致胃气上逆,可见恶心、呕吐酸苦黄水等病理表现;胃火循经上炎,或为齿痛龈肿,或为衄血。火热灼伤胃之脉络,则血上溢而呕血。

7·7·2·3　小肠的功能失调　小肠是人体消化系统中非常重要的器官,主要的生理功能是受盛和化物、泌别清浊。因此,小肠的生理功能失调,则失于受盛,而见食下腹痛、泄泻,或是呕吐等病理表现;不能化物,则可见食入腹胀,完谷不化等病理表现;泌别清浊的功能失司,清浊混淆,可见腹痛肠鸣,上吐下泻等病理表现。由于在藏象学说中,将小肠的生理功能分别隶属于脾之升清和胃的降浊,所以小肠的生理功能失调,也归属于脾胃的病变。

此外,小便淋浊、刺痛等病理表现,多由湿热下注,或心火旺盛,循经下移小肠所致,在藏象学说中称作小肠火。

7·7·2·4　大肠的功能失调　大肠的主要生理功能是传化糟粕,大肠的功能失调表现为排便的异常。

大肠的传化失司,可因胃失通降、肺失肃降、燥热内结、肠液枯涸、阳虚不运、气虚而无力推动等因素而造成,可见大便干结、便秘等病理表现。亦可因饮食所伤,食滞不化;寒湿或湿热下注等因素,而见泄泻、便溏等病理表现。若积滞和大肠之气血相搏,则可见下痢赤白、里急后重等病理表现。若因中气下陷、肾虚不固,则可见久泄、滑脱、脱肛和大便失禁等病理表现。

7·7·2·5　膀胱的功能失调　膀胱的主要生理功能是贮尿和排尿,所以膀胱的功能失调,主要是尿频、尿急、尿痛、尿液浑浊、尿有余沥、尿闭或遗尿、小便失禁等排尿的异常。

膀胱的贮尿和排尿功能,全赖于肾和膀胱的气化,膀胱的功能失调,实际上也是由于气化失常所致。如因邪实,或肾的阳气不足,而致气化不利,即可出现排尿障碍、尿闭等病理现象;如因肾失封藏,气失固摄,则气化无权,即可出现遗尿、小便失禁等病理现象。所以《素问·宣明五气》说:"膀胱不利为癃,不约为遗溺。"

7·7·2·6　三焦气化失司　三焦为六腑之一,是上焦、中焦和下焦的合称。三焦是气和津液的升降出入之道,故一般以三焦的气化来概括全身的气化功能。

三焦的气化功能失司,主要有两个方面:一方面表现为心和肺、脾和胃肠、肝和胆、肾和膀胱的气机不利,气的升降出入异常,从而导致有关脏腑的生理功能异常。如心的行血;肺的呼吸和宣发肃降;脾和胃、肠的运化、升降;肝和胆的疏泄;肾和膀胱的蒸腾气化和泄浊等生理功能,无一不有赖于气的升降出入运动的协调平衡,所以也可归结于三焦的气化功能。

另一方面,由于三焦是气和津液的通道,又是气化活动的场所,因而三焦的气化功能,概括了肺、脾、肾等脏器调节津液代谢的生理功能。所以,将肺失通调,归结于上焦气化失司;将脾胃的运化水液、输布精微、升清降浊等功能失常,归结为中焦气化失司;将肾和膀胱的蒸腾气化、升清泄浊,肠的传化糟粕等功能失调,归结为下焦气化失司。所以,三焦气化失司,概括了全身水液代谢障碍的病理机制。

7·7·3　奇恒之腑的功能失调

7·7·3·1　脑的功能失调　脑是人体极为重要的器官。人的精神、意识和思维活动,眼、耳、鼻、舌的视、听、嗅、味,言语应答、肢体活动等,均是脑的生理功能。因此,脑的病变,即可出现上述种种生理功能的障碍或失调。但是,脑是由髓汇集而成,所以,肾中精气亏虚,精不生髓,脑髓空虚,即可导致脑的功能失调,而见智力减退,视、听和言语应答迟钝,肢体活动不便,痿弱不用等病理表现。脑的生理活动,全赖于气、血、津液和水谷精微的充养,因此,心、肺、脾、肝、肾等的生理功能失调,均可引起脑的功能失调,可见精神情志活动异常的病理表现。由于脑位于人之首,全赖于阳气的升腾,所以阳气不升,可见头目眩晕,耳目失聪等病理现象。

7·7·3·2　髓和骨的功能失调　髓居骨中,包括骨髓、脊髓和脑髓。骨为人体之支架。髓由精生,髓充于骨而养骨。髓和骨的功能失调,主要表现为生长发育迟缓、骨质软弱和松脆易折。髓和骨的功能失调,可因先天禀赋不足、后天饮食失养;或因邪热久留,消烁阴液;或因下焦虚寒、精血不足,均可导致骨髓空虚和骨的软弱、松脆等病变。

7·7·3·3　脉的功能失调　脉为血之府,是气血运行的通道。脉道以通利为顺,若因津液枯涸,脉失濡养;痰浊内阻,气机不畅和寒凝瘀阻等,均可引起脉道不利,而致气滞血瘀。反之,气滞或血瘀,又可影响脉道的通利。脉道还能使营气和血,在脉中正常循行而不逸出于外。此功能,实际上即是气的固摄血液的功能,因此在脾虚气弱而不统血时,可见各种出血的病理表现。

7·7·3·4　女子胞的功能失调　女子胞,又称胞宫,即是子宫。女子胞的主要生理功能是主月经和孕育胎儿。女子胞的生理功能失调,主要表现在经、带、胎、产的异常。

女子胞生理功能失调的原因很多,其主要的有以下三个方面:

(1) 气血不和,胞宫功能失调　女子的月经来潮、胎孕、产育和授乳,均以血为用,故有"女子以血为本"之说。但血之为用,全赖于气。气血和调,血才能充分发挥其生理效应;气血不和,必然影响及胞宫的生理功能,而引起种种病理变化。

如因于血热、肝不藏血或疏泄太过,脾不统血或气不摄血,均能导致胞宫行血过多,而见月经先期、月经的血量过多、行经期延长,甚则崩漏等病理表现。若血随气火上逆,则可见经行吐衄,即是"倒经"。

如因于气滞、血瘀;或因于气血不足;或因于阳气不足,下元虚寒,而胞宫虚冷,均可导致胞宫行血涩滞,而见月经后期,经行血量过少,或为痛经,或为闭经,或为癥瘕等病理表现。

如因寒湿或湿热下注胞宫而引起的胞宫生理功能失调,实质上也是破坏了气血的和调所致。

(2) 心、肝、脾、肾的功能障碍及胞宫功能失调　心、肝、脾、肾的功能失调,不仅可引起气血的失调,还可导致胞宫的功能失调。常因情志失常、劳倦过度、房事不节等因素使胞宫功能失常。如思虑伤心,心血暗耗;思虑伤脾,气血生化无权;郁怒伤肝、肝失疏泄;房劳伤肾,肾精亏损,"天癸"衰少等,均可导致胞宫功能失常,均可见到月经、胎孕、产育失常等病理表现。

(3) 冲任气血不足,胞宫功能失常　冲脉和任脉,均起于胞中,冲为血海,任主胞胎。冲、任二脉的气血充盈,是胞宫生理功能活动的基本物质基础。影响冲、任二脉气血充盈的因素很多,但因冲、任隶属于肝、肾,所以肝或肾的生理功能失调,均足以导致冲、任二脉的气血不足,而致胞宫的生理功能失常。冲脉又隶属于阳明,阳明为多气多血之经,所以脾胃的运化功能失调,阳明脉衰少,冲、任二脉的气血难以充盈,影响胞宫的生理功能而致失常。

总之,胞宫的生理功能,是全身生理功能的一个组成部分;胞宫的功能失调,亦与全身生理功能的状况密切相关。

综上所述,人体是一个完整的统一体,阴阳、气血、脏腑、经络等各方面的生理功能失调,常是相互影响着的。特别是脏与脏、腑与腑、脏与腑之间,在病理方面的相互影响亦是非常繁复的,由于在藏象学说一章中对此已有所论述,故不再复赘。

8 防治原则

8·1 预防

预防,是指采取一定的措施,防止疾病的发生与发展。

预防为主,是我国卫生工作四大方针之一,我们要深刻领会预防对保护人民健康的重大意义,把预防工作放在卫生工作的首位。

中医学历来就重视预防,早在《内经》中就提出了"治未病"的预防思想,强调"防患于未然"。《素问·四气调神大论》说:"圣人不治已病治未病,不治已乱治未乱……夫病已成而后药之,乱已成而后治之,譬犹渴而穿井,斗而铸锥,不亦晚乎。"这里就生动地指出了"治未病"的重要意义。所谓治未病,包括未病先防和既病防变两个方面的内容。

8·1·1 未病先防

未病先防,就是在疾病未发生之前,做好各种预防工作,以防止疾病的发生。

疾病的发生,关系到邪正两个方面。邪气是导致疾病发生的重要条件,而正气不足是疾病发生的内在原因和根据。外邪通过内因而起作用。因此,治未病,必须从这两方面着手。

8·1·1·1 调养身体,提高正气抗邪能力 正气的强弱,由体质所决定。一般来说,体质壮实者,正气充盛;体质虚弱者,正气不足。《素问·遗篇·刺法论》说:"正气存内,邪不可干。"因此,增强体质,是提高正气抗邪能力的关键。增强体质要注意调摄精神、锻炼身体、饮食起居和避免过度劳逸、适当药物预防等方面。

(1)调摄精神 中医学认为精神情志活动,与人体的生理、病理变化有密切的关系。突然强烈的精神刺激,或反复、持续的精神刺激,可使人体气机逆乱,气血阴阳失调而发病。情志刺激可致正气内虚,招致外邪致病。在疾病过程中,情志波动又能使疾病恶化。而心情舒畅,精神愉快,则气机调畅,气血和平有利于恢复健康。正气存内,对预防疾病的发生和发展有着积极的意义。《素问·上古天真论》说:"恬惔虚无,真气从之,精神内守,病安从来。"这就是说,思想上安定清静,不贪欲妄想,使真气和顺,精神内守,病从哪里来呢? 所以,调摄精神,可以增强正气抗邪能力,预防疾病。

(2)加强锻炼 经常锻炼身体,能增强体质,减少或防止疾病的发生。汉代医家华佗根据"流水不腐,户枢不蠹"的道理,创造了"五禽戏"健身运动,即模仿虎、鹿、熊、猿、鸟五种动物的动作来锻炼身体,促使血脉流通,关节流利,气机调畅,以增强体质,防治疾病。此外,后世不断演变的太极拳、八段锦、易筋经等多种健身方法,不仅能增强体质,提高健康水平,预防疾病的发生,而且还对多种慢性病的治疗有一定的作用。

(3)生活起居应有规律 《素问·上古天真论》说:"其知道者,法于阴阳,和于术数,饮食有节,起居有常,不妄作劳,故能形与神俱,而尽终其天年,度百岁乃去。"意思是说,要保持身体健康,精力充沛,益寿延年,就应该懂得自然变化规律,适应自然环境的变化,对饮食起居,劳逸等有适当的节制和安排。不要"以酒为浆,以妄为常,醉以入房,以欲竭其精,以耗散其真,不知持满,不时御神,务快其心,逆于生乐,起居无节"(《素问·上古天真论》)。

(4)药物预防及人工免疫 《素问·遗篇·刺法论》有"小金丹……服十粒,无疫干也"

的记载,说明我国很早就开始了药物预防的工作。发明于十六世纪的人痘接种法预防天花,是"人工免疫法"的先驱,为后世免疫学的发展做出了极大贡献。此外,还有用苍术、雄黄等烟熏以消毒防病等。近年来运用中草药预防疾病也收到良好的效果。如用贯众、板蓝根或大青叶预防流感,用茵陈、栀子等预防肝炎,用马齿苋等预防菌痢等,都有较好的效果。

8·1·1·2　防止病邪的侵害　病邪是导致疾病发生的重要条件,故未病先防除了增强体质,提高正气抗邪能力外,同时还要注意防止病邪的侵害。如讲究卫生,防止环境、水源和食物的污染;"虚邪贼风,避之有时","五疫之至,皆相染易",应"避其毒气";"恬惔虚无","饮食有节,起居有常,不妄作劳"等皆是避免六淫、疫疬、七情、饮食与劳逸等致病的有效方法。至于外伤和虫兽伤,是要在日常生活和劳动中,留心防范。

8·1·2　既病防变

未病先防,是最理想的积极措施。但如果疾病已经发生,则应争取早期诊断,早期治疗,以防止疾病的发展与传变。

8·1·2·1　早期诊治　《素问·阴阳应象大论》说:"故邪风之至,疾如风雨,故善治者治皮毛,其次治肌肤,其次治筋脉,其次治六腑,其次治五脏。治五脏者,半死半生也。"这说明外邪侵袭人体,如果不及时诊治,病邪就有可能由表传里,步步深入,以致侵犯内脏,使病情愈来愈复杂、深重,治疗也就愈加困难。因此,在防治疾病的过程中,一定要掌握疾病发生发展规律及其传变途径,做到早期诊断,有效地治疗,才能防止其传变。

8·1·2·2　根据疾病传变规律,先安未受邪之地　《难经·七十七难》说:"上工治未病,中工治已病者,何谓也? 然:所谓治未病者,见肝之病,则知肝当传之于脾,故先实其脾气,无令得受肝之邪。故曰治未病焉。中工者,见肝之病,不晓相传,但一心治肝,故曰治已病也。"肝属木,脾属土,肝木能乘克脾土,故临床上治疗肝病,常配合健脾和胃的方法,这是既病防变法则的具体应用。又如清代医家叶天士,根据温热病伤及胃阴之后,病势进一步发展耗及肾阴的病变规律,主张在甘寒养胃的方药中加入某些咸寒滋肾之品,并提出了"务必先安未受邪之地"的防治原则,也是既病防变法则具体应用的范例。

8·2　治则

治则,即治疗疾病的法则。它是在整体观念和辨证论治精神指导下制定的,对临床治疗立法、处方、用药,具有普遍指导意义。治则与治法不同,治则是用以指导治疗方法的总则,治疗方法是治则的具体化。因此,任何具体的治疗方法,总是从属于一定的治疗法则的。比如,各种病证从邪正关系来说,离不开邪正斗争、消长、盛衰的变化,因此,扶正祛邪即为治疗总则。在总则指导下的益气、养血、滋阴、补阳等方法,就是扶正的具体方法;而发汗、涌吐、攻下等方法,则是祛邪的具体方法。

由于疾病的证候表现多种多样,病理变化极为复杂,病变过程有轻重缓急,不同的时间、地点与个体对病情变化也会产生不同的影响。因此,必须善于从复杂多变的疾病现象中,抓住病变的本质,治病求本;根据邪正斗争所产生的虚实变化,扶正祛邪;按阴阳失调的病理变化,调整阴阳;按脏腑、气血失调的病机,调整脏腑功能、调理气血关系;按发病的不同的时间、地点和不同的病人,因时、因地、因人制宜。

8·2·1　治病求本

治病求本,就是寻找出疾病的根本原因,并针对根本原因进行治疗。这是辨证论治的一个基本原则,故《素问·阴阳应象大论》说:"治病必求于本。"

"本"是和"标"相对而言的。标和本是一个相对概念,有多种含义,可用以说明病变过程中各种矛盾的主次关系。如从邪正双方来说,正气是本,邪气是标;从病因与症状来说,病因是本,症状是标;从疾病先后来说,旧病、原发病是本,新病、继发病是标。

疾病的发生、发展,一般总是通过若干症状而显示出来的。但这些症状只是疾病的现象,还不是疾病的本质。只有充分地搜集、了解疾病的各个方面,包括症状在内的全部情况,在中医学基础理论的指导下,进行综合分析,才能透过现象看到本质,找出疾病的根本原因,从而确立恰当的治疗方法。比如头痛,可由外感和内伤所引起。外感头痛,属于风寒的,治宜辛温宣散法;属于风热的,治宜辛凉宣散法。内伤头痛,又有血虚、血瘀、痰湿、肝阳肝火等多种原因所引起,故其治疗又应分别采用养血、活血化瘀、燥湿化痰、平肝潜阳等方法进行治疗。这就是"治病必求于本"的意义所在。

在临床运用治病求本这一治疗法则的时候,必须正确掌握"正治与反治"、"治标与治本"两种情况。

8·2·1·1 正治与反治 《素问·至真要大论》提出"逆者正治,从者反治"两种方法,就其原则来说,都是治病求本这一治疗原则的具体运用。

(1)正治 是逆其证候性质而治的一种常用治疗法则,又称逆治。逆,是指采用方药的性质与疾病的性质相反。即通过分析疾病的临床证候,辨明疾病性质的寒热虚实,然后分别采用"寒者热之"、"热者寒之"、"虚则补之"、"实则泻之"等不同方法去治疗。正治法适用于疾病的征象与本质相一致的病证。由于临床上大多数疾病的征象与疾病的性质是相符的,如寒病即见寒象,热病即见热象,虚病即见虚象,实病即见实象等,所以,正治法是临床上最常用的一种治疗方法。

(2)反治 是顺从疾病假象而治的一种治疗方法,又称从治。从,是指采用方药的性质顺从疾病的假象,与疾病的假象相一致而言,究其实质,还是在治病求本法则指导下,针对疾病本质而进行治疗的方法,故实质上仍是"治病求本"。主要有"热因热用"、"寒因寒用"、"塞因塞用"、"通因通用"等。

热因热用:是以热治热,即用热性药物治疗具有假热症状的病证。适用于阴寒内盛,格阳于外,反见热象的真寒假热证。例如《伤寒论》"少阴病下利清谷,里寒外热,手足厥逆,脉微欲绝,身反不恶寒,其人面色赤……通脉四逆汤主之",就是热因热用的范例。由于阳虚寒盛是其本质,故仍用温热药治其真寒,而假热就自然会消失。

寒因寒用:是以寒治寒,即用寒性药物治疗具有假寒症状的病证。适用于里热盛极,阳盛格阴,反见寒象的真热假寒证,例如热厥证,因阳盛于内,格阴于外,出现四肢厥冷,脉沉,很似寒证,但有壮热心烦,口渴而喜冷饮,小便短赤等,因为热盛是其本质,故须用寒凉药治其真热,而假象方能消失。这就叫"寒因寒用"。

塞因塞用:是以补开塞,即用补益药治疗具有闭塞不通症状的病证。适用于因虚而闭阻的真虚假实证。例如脾虚病人,常出现脘腹胀满、时胀时减,不拒按,纳呆,舌质淡,脉虚无力,且并无水湿、食积留滞等征象可循,故以健脾益气治之,脾气健运,则腹胀自消。此外,如久病精血不足的便闭;血枯、冲任亏损的闭经等,都应采取补益药治疗。这种以补开塞的治疗方法,叫"塞因塞用"。

通因通用:是以通治通,即用通利的药物治疗具有实性通泄症状的病证。适用于食积腹痛,泻下不畅,热结旁流;瘀血所致的崩漏;膀胱湿热所致的尿频、尿急、尿痛等病证。治疗可分别采用消导泻下,清热泻下,活血祛瘀及清利膀胱湿热等方法,都属通因通用范畴。

另外,还有一种"反佐"法,在前人的著作中亦常把它列为"反治"范围,但究其内容,实为制方、服药的具体方法,应在方剂学里讨论,这里不予详述。

8·2·1·2　治标与治本　在复杂多变的病证中,常有标本主次的不同,因而在治疗上就应有先后缓急的区别。标本治法的临床应用,一般是"治病必求于本"。但在某些情况下,标病甚急,如不及时解决,可危及患者生命或影响疾病的治疗,则应采取"急则治其标,缓则治其本"的法则,先治其标病,后治本病。若标本并重,则应标本兼顾,标本同治。

(1) 急则治其标　《素问·标本病传论》说:"先热而后生中满者,治其标。""先病而后生中满者,治其标。""小大不利,治其标。"中满、大小便不利,都是较急重的症状,故当先治疗。如水臌病人,当腹水大量增加,腹部胀满,呼吸喘促,大小便不利的时候,应先治疗标病的腹水。大小便不利,可用利水、逐水法,待腹水减轻,病情稳定后,再调理肝脾,治其本病。又如大出血病人,无论属于何种出血,均应采取应急措施,先止血以治标,待血止后,病情缓和,再治本病。再如某些慢性病患者,原有宿疾又复感外邪,当新病较急之时,亦应先治外感以治其标,待新病愈后,再治宿疾以治其本。

(2) 缓则治其本　对慢性病或急性病恢复期有重要指导意义。如肺痨咳嗽,其本多为肺肾阴虚,故治疗不应用一般的止咳法治其标,而应滋养肺肾之阴去治其本。又如在急性热病中、后期伤阴,则应养胃滋肾等。以上所述都是缓则治其本的应用。

(3) 标本兼治　是指标病本病并重,则应标本兼治。如临床表现有身热、腹硬满痛、大便燥结、口干渴、舌燥苔焦黄等,此属邪热里结为本,阴液受伤为标,标本俱急,治当标本兼顾,可用增液承气汤治之。泻下与滋阴同用,泻其实热可以存阴,滋阴润燥则有利于通下,标本同治可收相辅相成之功。又如虚人感冒,素体气虚,反复外感,治宜益气解表,益气为治本,解表是治标。又如表证未解,里证又现,则应表里双解,亦属标本同治。

可以看出,标本的治疗法则,既有原则性,又有灵活性。临床应用或治本,或先治标,或标本兼治,应视病情变化适当掌握,但最终目的在于抓住疾病的主要矛盾,做到治病求本。

8·2·2　扶正与祛邪

疾病过程,从邪正关系来说,是正气与邪气矛盾双方互相斗争的过程。邪正斗争的胜负,决定着疾病的进退。邪胜于正则病进,正胜于邪则病退。因而治疗疾病,就要扶助正气,祛除邪气,改变邪正双方的力量对比,使之有利于疾病向痊愈方向转化。所以扶正祛邪是指导临床治疗的一个重要法则。

8·2·2·1　扶正与祛邪的概念及关系　《素问·通评虚实论》说:"邪气盛则实,精气夺则虚。"其治疗方法,则应"实则泻之,虚则补之"(《素问·三部九候论》),所以补虚泻实是扶正祛邪法则的具体运用。

所谓扶正,即是扶助正气,增强体质,提高机体抗邪能力。扶正多用补虚方法,包括针灸、气功及体育锻炼等,而精神的调摄和饮食营养的补充对于扶正具有重要的意义。

所谓祛邪,即是祛除病邪,使邪去正安。祛邪多用泻实之法,不同的邪气,不同的部位,其治法亦不一样。

扶正与祛邪,其方法虽然不同,但两者相互为用、相辅相成。扶正使正气加强,有助于机体抗御和祛除病邪;祛邪能够排除病邪的侵害和干扰,使邪去正安,则有利于正气的保存和恢复。

8·2·2·2　扶正祛邪的运用原则　运用扶正祛邪法则时,要认真细致地观察和分析正邪两方消长盛衰的情况,并根据正邪在矛盾斗争中的地位,决定扶正与祛邪的主次和先后。一般有如下几种情况:

扶正,适用于以正气虚为主要矛盾,而邪气也不盛的虚性病证。如气虚、阳虚的病人,应采取补气、补阳的方法治疗;阴虚、血虚的病人,应采取滋阴、补血的方法治疗。

祛邪,适用于以邪实为主要矛盾,而正气未衰的实性病证,如表邪盛者,宜发汗解表;邪在胸脘上部,如痰涎壅塞、宿食停滞,或食物中毒等,宜用吐法;邪在肠胃下部,如热邪与肠中糟粕互结,应采取下法;实热实火,宜用清热泻火之法;寒证宜用温中祛寒方法;湿证宜化湿、利湿;食积胀满,则宜用消导方法;有痰的应祛痰;有瘀血的,应活血化瘀等均属祛邪范围。

扶正与祛邪兼用:适用于正虚邪实病证,而且两者同时兼用则扶正不留邪,祛邪又不会伤正。但在具体应用时,还要分清以正虚为主,还是以邪实为主。正虚较急重的,应以扶正为主,兼顾祛邪;而邪实较急重的,则以祛邪为主,兼顾扶正。

先祛邪后扶正:适用于虽然邪盛正虚,但正气尚能耐攻,或同时兼顾扶正反会助邪的病证,则应先祛邪而后扶正。如瘀血所致的崩漏证,瘀血不去,则崩漏难止,故应先用活血祛瘀法,然后补血。

先扶正后祛邪:适用于正虚邪实,以正虚为主的病人,因正气过于虚弱,兼以攻邪,则反而更伤正气,故应先扶正而后祛邪。如某些虫积病人,因正气太虚弱,不宜驱虫,应先健脾以扶正,使正气得到一定恢复之时,然后再驱虫消积。

8·2·3　调整阴阳

疾病的发生,从根本上说即是阴阳的相对平衡遭到破坏,出现偏盛偏衰的结果。对于阴阳的偏盛偏衰,《素问·至真要大论》指出应:"谨察阴阳所在而调之,以平为期。"因此,调整阴阳,补偏救弊,恢复阴阳的相对平衡,促进阴平阳秘,乃是临床治疗的根本法则之一。

8·2·3·1　损其偏盛　主要是说对于阴阳偏盛,即阴或阳的一方过盛有余的病证,临床即可采用"损其有余"的方法治之。如阳热亢盛的实热证,应"治热以寒",即用"热者寒之"的方法,以清泻其阳热;阴寒内盛的寒实证,则应"治寒以热",即用"寒者热之"的方法以温散其阴寒。

但是,《素问·阴阳应象大论》指出:"阴胜则阳病,阳胜则阴病。"阴阳偏盛的病变中,一方的偏盛,可导致另一方的不足,阳热亢盛易于耗伤阴液,阴寒偏盛易于损伤阳气,故在调整阴或阳的偏盛时,应注意有没有相应的阳或阴偏衰情况的存在,若已引起相对一方偏衰时,则当兼顾其不足,配合以扶阳或益阴之法。

8·2·3·2　补其偏衰　这是对于阴阳偏衰,即阴或阳的一方虚损不足的病证,如阴虚、阳虚或阴阳两虚等,采用"补其不足"的方法治之。如阴虚不能制阳,常表现为阴虚阳亢的虚热证,则应滋阴以制阳,但最终导致肾阴亏,则应"壮水之主,以制阳光";因阳虚不能制阴而致阴寒偏盛者,应补阳以制阴,最终导致肾阳虚损,则应"益火之源,以消阴翳"。若属阴阳两虚,则应阴阳双补。应当指出,阴阳是互根互用的,故阴阳偏衰亦可互损,因此在治疗阴阳偏衰的病证时,还应注意"阳中求阴"或"阴中求阳";即在补阴时适当配用补阳药,补阳时适当配用补阴药。故《景岳全书·新方八略》中说:"此又阴阳相济之妙用也。故善补阳者必于阴中求阳,则阳得阴助而生化无穷;善补阴者必于阳中求阴,则阴得阳升而泉源不竭。"

此外,由于阴阳是辨证的总纲,疾病的各种病理变化亦均可以阴阳失调加以概括,故凡表里出入,上下升降,寒热进退,邪正虚实,以及营卫不和,气血不和等,无不属于阴阳失调的具体表现。因此从广泛的意义来讲,诸如解表攻里、越上引下、升清降浊、寒热温清、虚实补泻,以及调和营卫、调理气血等治疗方法,亦都属于调整阴阳的范围。如《素问·阴阳应象大论》所说"其高者,因而越之;其下者,引而竭之;中满者,泻之于内;其有邪者,渍形以为汗;其在皮者,汗而发之;其慓悍者,按而收之;其实者,散而泻之。审其阴阳,以别柔刚,阳病治阴,阴病治阳,定其血气,各守其乡",正是指出了调整阴阳这一法则的具体应用。

8·2·4　调整脏腑功能

人体是一个有机整体,脏与脏、脏与腑、腑与腑之间在生理上是相互协调、相互促进的,在病理上则相互影响。当某一脏腑发生病变时,会影响别的脏腑功能。故在治疗脏腑病变时,不能单纯考虑一个脏腑,而应注意调整各脏腑之间的关系。如肺的病变,既可因本脏受邪而发病,亦可因心、肝、脾、肾及大肠的病变所引起。如因心气不足,心脉瘀阻,而致肺气失降的喘咳,应温心阳为主;因肝火亢盛,气火上逆所致的咳血,则应泻肝火为主;因脾虚湿聚生痰,痰湿壅肺,以致肺失宣肃的咳嗽痰多,应以健脾燥湿为主;因肾阴虚不能滋肺,肺失津润而致干咳、口咽干燥,则应滋肾润肺;因肾虚不能纳气,肺气上逆的气喘,应以温肾纳气为主;若因大肠热结,肺气不降而致的气喘,则宜通腑以泻大肠实热。又如脾脏病变,除本脏病变外,亦可由肝、心、肾及胃等病变引起。肝失疏泄,而致脾失健运者,应疏肝为主;脾土虚,则肝木乘之,治宜扶土抑木;命火不足,火不生土,应补火生土;胃失和降,以致脾失健运,则应着重和胃,以促进脾胃升降功能的协调。同样,其他脏腑的病变,也要根据各脏腑生理上的相互联系、病理上相互影响的道理,注意调整各脏腑之间的关系,使其功能协调,才能收到较好的治疗效果。

8·2·5　调整气血关系

气血是各脏腑及其他组织功能活动的主要物质基础,气血各有其功能,又相互为用。在生理上气能生血、行血、摄血,故称"气为血帅"。而血能为气的活动提供物质基础,血能载气,故称"血为气母"。当气血相互为用,相互促进的关系失常时,就会出现各种气血失调病证。调理气血关系的原则为"有余泻之,不足补之",从而使气血关系恢复协调。

气能生血,气旺则血生,气虚生血不足,可致血虚,或气血两虚,治疗以补气为主,兼顾补血养血,而不能单纯补血。

气能行血,气虚或气滞,可致血行减慢而瘀滞不畅,是为气虚血瘀或气滞血瘀。治宜补气行血或理气活血化瘀。气机逆乱,则血行也随之逆乱,如肝气上逆,血随气逆,则常可导致昏厥或咯血,治疗则宜降气和血。

气能摄血,气虚不能摄血,可导致血离经脉而出血,治宜补气摄血。

血为气母,故血虚气亦虚。血脱者,气常随血脱。治疗应根据血脱先益气的原则,急宜补气固脱。

8·2·6　因时、因地、因人制宜

因时、因地、因人制宜,是指治疗疾病要根据季节、地区以及人体的体质、性别、年龄等不同而制定适宜的治疗方法。由于疾病的发生、发展与转归,受多方面因素的影响,如时令气候、地理环境等,尤其是患者个体的体质因素,对疾病的影响更大。因此,在治疗疾病时,必

须把这些方面的因素考虑进去,对具体情况作具体分析,区别对待,以制定出适宜的治疗方法。

8·2·6·1　因时制宜　四时气候的变化,对人体的生理功能、病理变化均产生一定的影响。根据不同季节气候特点,来考虑治疗用药的原则,即为"因时制宜"。一般来说,春夏季节,气候由温渐热,阳气升发,人体腠理疏松开泄,即使患外感风寒,也不宜过用辛温发散药物,以免开泄太过,耗伤气阴;而秋冬季节,气候由凉变寒,阴盛阳衰,人体腠理致密,阳气内敛,此时若非大热之证,当慎用寒凉药物,以防伤阳。《素问·六元正纪大论》说"用寒远寒,用凉远凉,用温远温,用热远热,食宜同法",正是这个道理。暑邪致病有明显的季节性,且暑多兼湿,故暑天治病要注意解暑化湿;秋天气候干燥,外感秋燥,则宜辛凉润燥,此与春季风温、冬季风寒外感用药亦不甚相同,风温宜辛凉解表,风寒应辛温解表,所以治疗用药必须因时制宜。

8·2·6·2　因地制宜　根据不同地区的地理特点,来考虑治疗用药的原则,即为"因地制宜"。不同地区,由于地势高低、气候条件及生活习惯各异,人的生理活动和病变特点也不尽相同,所以治疗用药应根据当地环境及生活习惯而有所变化。如我国西北高原地区,气候寒冷,干燥少雨。其民依山陵而居,经常处在风寒的环境之中,多食鲜美酥酪骨肉和牛羊乳汁,体质较壮,故外邪不易侵犯,其病多为内伤。东南地区,滨海傍水,平原沼泽较多,地势低洼,温热多雨。其民食鱼而嗜咸,大都皮肤色黑,肌理疏松,病多痈疡,或较易外感。《素问·五常政大论》说:"地有高下,气有温凉,高者气寒,下者气热。"西北方天气寒冷,其病多外寒而里热,应散其外寒,而凉其里热;东南方天气温热,因阳气外泄,故生内寒,所以应收敛其外泄的阳气,而温其内寒。此即《素问·五常政大论》所说:"西北之气,散而寒之,东南之气,收而温之。所谓同病异治也。"医生治病,同一病而治法各不相同,都能治好,就是因为地势不同,而治法各有所宜的缘故。《素问·异法方宜论》说:"一病而治各不同,皆愈何也?岐伯对曰:地势使然也。"如外感风寒证,西北严寒地区,用辛温解表药量较重,常用麻桂;东南温热地区,用辛温解表药量较轻,多用荆防。这也是地理气候不同的缘故,所以治病须因地制宜。

8·2·6·3　因人制宜　根据病人年龄、性别、体质、生活习惯等不同特点,来考虑治疗用药的原则,叫做"因人制宜"。

(1)年龄　不同年龄则生理状况和气血盈亏不同,治疗用药也应有区别。老年人生机减退,气血亏虚,患病多虚证,或虚实夹杂,治疗虚证宜补,有实邪的攻邪要慎重,用药量应比青壮年较轻。小儿生机旺盛,但气血未充,脏腑娇嫩,易寒易热,易虚易实,病情变化较快,故治小儿病,忌投峻攻,少用补益,用药量宜轻。《温疫论·老少异治论》说:"凡年高之人,最忌剥削。设投承气,以一当十;设用参术,十不抵一。盖老年荣卫枯涩,几微之元气易耗而难复也。不比少年气血生机其捷,其气勃然,但得邪气一除,正气随复。所以老年慎泻,少年慎补,何况误用也。亦有年高禀厚,年少赋薄者,又当从权,勿以常论。"

(2)性别　男女性别不同,各有其生理特点,妇女有经、带、胎、产等情况,治疗用药应加以考虑。如在妊娠期,对峻下、破血、滑利、走窜伤胎或有毒药物,当禁用或慎用。产后应考虑气血亏虚及恶露情况等。

(3)体质　体质有强弱与寒热之偏,阳盛或阴虚之体,慎用温热之剂;阳虚或阴盛之体,慎用寒凉伤阳之药。《灵枢·论痛》说:"胃厚,色黑,大骨及肥者皆胜毒,故其瘦而薄胃者,皆不胜毒也。"《素问·五常政大论》说:"能毒者以厚药,不胜毒者以薄药。"说明体质不同,治疗用药常不同。此外,有的病者素有某些慢性病或职业病,以及情志因素、生活习惯等,在诊治时,也应注意。

　　综上分析,因人制宜,是指治病时不能孤立地看病证,必须看到人的整体和不同人的特点;因时、因地制宜,则强调了自然环境对人体的影响。因时、因地、因人制宜的治疗法则,充分体现了中医治病的整体观念和辨证论治在实际应用上的原则性和灵活性。只有全面地看问题,具体情况具体分析,善于因时、因地、因人制宜,才能取得较好的治疗效果。

名词术语索引